专著研究资助来源于国家自然科学基金面上项目：健康老龄化下我国老年
医养整合性体系建设研究（No. 71673055，2017—2020年）

复旦大学公共卫生与预防医学一流学科建设——健康中国研究院系列

Simulation and Modelling Research between Integrated Care Supply and Demand for the Elderly in Shanghai Using System Dynamics

基于系统动力学的上海市医养整合性体系服务供需的仿真研究

王 颖／著

复旦大学出版社

全球人口结构趋于老龄化，世界卫生组织（World Health Organization，WHO）数据显示，21 世纪开始，世界人口有接近 6 亿老年人，为 50 年前的 3 倍。 到世纪中叶，将有约 20 亿老年人，又一次老年人口数在 50 年间翻了两番，全球将有 91.6% 的国家将步入老龄化社会。 正如世界卫生组织的总干事陈冯富珍说道，在这个充满了不可预知的卫生挑战的时代——无论挑战是来自气候变化、新发传染病或是下一个产生耐药的微生物都具有不确定性，但是有一个趋势是确定的，那就是在全世界范围内，人口老龄化正在加速。 大多数人的寿命史无前例地超过 60 岁甚至更高，这对全世界的卫生、卫生体系、卫生工作者和卫生预算的影响是巨大而深远的。

我国是世界上人口最多的国家，也是老年人口数量最多的国家。 我国自 2000 年开始进入人口老龄化社会，2018 年 60 周岁以上人口 24 949 万，占总人口数的 17.9%，预测 2050 年将达 4.8 亿人，80 岁及以上高龄老人将超出 1 个亿。 上海是全国老龄化进程较早、较快、较严重的地区之一，老龄化呈现规模大、高龄化趋势明显的特征。 截至 2018 年年底，上海市 60 岁及以上户籍人口 503.28 万（占总人口 34.4%），80 岁以上高龄老年人口 81.67 万人，占总人口的 5.6%。 由于我国社会经济发展尚处于发展中阶段，底子薄、负担重、未富先老等更是我国老龄化社会面临的突出问题。 不难看出，上述特征之下，中国要成功应对人口老龄化转变必将面临巨大的挑战。

该书在国家自然科学基金项目、上海市卫生健康委课题资助下，以上海市作为典型案例地区，将横断面的大规模现况调查与系统动力学的仿真模拟相结合，经过定性定量的科学论证，从上海市医养整合性体系现况展示，到医养分离下医养整合服务供需矛盾的形成机制及医养整合性服务模式的探索，再到基于系统动力学构建模型探索医养整合性体系服务供需走势及医养整合策略实施后的干预潜在效果。 探索基于世界卫生组织的健康老龄化视角，注重理论探索与实践的结合，成果可为我国医养结合、长期护理服务、健康老龄化等领域的决策者、实践操作者和研究者提供理论参考及实践引领。

复旦大学公共卫生学院
罗 力

前　言

　　全球人口老龄化已是不争事实。 作为人口基数庞大、老年人口增长迅猛的我国，积极健康老龄化要面临更大的挑战。 人口加速老龄化下，老年人的医疗卫生需求和生活照料需求迸发，构建医养整合性体系已成国际共识与实践。 正如世界卫生组织指出的那样，"21 世纪，没有任何一个国家能够负担得起缺乏综合性系统的长期照护的后果。"

　　长期以来，我国一直存在"养老体系"和"医疗体系"分离的问题，民政部门和卫生系统制度分设、管理分割，医养整合性体系构建在我国显得尤为迫切。 为有效实践医养整合，积极健康老龄化，我国政府已开始重视。《关于加快发展养老服务业的若干意见》（国发〔2013〕35 号）中明确提出积极推进医疗卫生与养老服务相结合，截至 2019 年 10 月，中国共产党第十九届四中全会更是提出了"积极应对人口老龄化，加快建设居家社区机构相协调、医养康养相结合的养老服务体系"。

　　本文在健康老龄化视角下，以上海市为典型案例，明确目前医养相关服务供需及医养结合实践的现况与问题，探索医养分离下供需矛盾问题的作用机制，基于国际成功经验，归纳分析医养整合性体系框架，推导医养整合性服务模式的内涵与举措。 基于系统动力学模型，量化模型医养分离之下供需矛盾的演化以及策略干预的预期效果，据此推荐优化我国医养整合性体系服务提供，实现可持续性发展的针对性策略及其配套措施。 作者期望探索对于解决目前的服务供需矛盾，实现供需均衡，积极应对老龄化具有重要的实践指导价值。

　　"小荷才露尖尖角"。 由于才疏学浅，书中难免有疏漏之处，浅薄探索谨以此号召更多的医养结合实践者与研究者投入研究中来，共同努力为我国成功应对老龄化，实现健康老龄化添砖加瓦！

目 录

第一部分

背 景 意 义

一、建设医养整合性体系是实现健康老龄化的必要前提

(一)日益严重的老龄化成为全球性问题

社会、经济和现代医学的快速发展所带来的人口寿命延长及生活方式、生育意识的变化所导致的出生率下降,使得全球人口结构趋于老龄化。根据1982年联合国老龄问题世界大会提出的老龄化标准,若一个国家60岁以上人口占10%或65岁以上占7%,即可视为进入老龄化社会。据联合国人口发展基金会数据库显示,至2015年全球共有6.1亿65岁以上老龄人口,大多数国家的人口结构都在趋于老龄化,而且老龄化进程明显呈现加快势头。2015年,世界卫生组织于国际老年人日发布的最新报告显示,2050年全球60岁以上人口预计将达到现在的2倍,全球将有91.6%的国家将步入老龄化社会。正如世界卫生组织总干事陈冯富珍所说:"在这个充满了不可预知的卫生挑战的时代——无论挑战是来自气候变化、新发传染病或是下一个产生耐药的微生物都具有不确定性,但是有一个趋势是确定的,那就是在全世界范围内,人口老龄化正在加速。大多数人的寿命史无前例地超过60岁甚至更高,这对全世界的卫生、卫生体系、卫生工作者和卫生预算的影响是巨大而深远的"。

我国是世界上人口最多的国家,也是老年人口数量最多的国家。我国自2000年开始进入人口老龄化社会,据世界银行最新数据显示,2015年60岁及以上老年人口已增长至15.5%,65岁及以上人口增至9.18%。《中国老龄事业发展报告(2013)》预测2050年60岁及以上老年人口将达4.8亿人,80岁及以上高龄老人将超出1亿人,整个21世纪下半叶均将保持这一规模。上海是全国老龄化进程较早、较快、较严重的地区之一。1979年,上海60岁以上老年人口比例已达到10%。根据上海市老龄科学研究中心发布,截至2015年年

底,全市 60 岁以上户籍老年人口为 435.95 万人,占总人口 30.2%;且 80 岁以上高龄老人 78.05 万人,占 60 岁以上老年人口的 17.9%。上海市老龄化呈现规模大、高龄化趋势明显的特征。

由于我国社会经济发展尚处于发展中阶段,底子薄、负担重、未富先老等更是我国老龄化社会面临的突出问题。不难看出,上述特征之下,中国要成功应对人口老龄化转变必将面临巨大的挑战。

(二) 老年长期照护需求进发并呈社会化趋势,老年长期照护体系建设势在必行

1. 老年人日常生活功能逐渐丧失,长期照护需求不断增加,维持和改善功能有赖于周围环境的帮助与支持

随着年龄增加,老年人在生理和心理上加速走下坡路,机体功能逐渐衰退,发病愈发频繁,成为最容易发生失能的高危人群。所谓失能,指因患慢性疾病、躯体损伤、心理失调导致身体功能受损,进而导致日常活动受限的状态。老龄化程度的加快,失能老年人口的规模和发展趋势也在不断扩大。根据中国老龄科学研究中心全国城乡失能老年人状况调查预测,2015 年我国部分失能和完全失能老年人口将达 4 000 万,完全失能老年人达 1 240 万,分别占总体老年人口的 19.5% 和 6.05%。

日常生活功能逐渐丧失使得老年人生活变得难以自理。随着人口老龄化的加速,失能老年人口的增长,长期照护服务需求势必随之增加。据文露等在上海市空巢老人照护需求的研究中指出,随着老年人生活能力的逐渐丧失,对长期照护的需求逐渐上升,尤其是对日常看护和应急呼救的需求上升最为明显。因此,如何从周围环境入手,老年人健康功能的维持和改善离不开周围环境适应性的帮助与支持。

2. 家庭结构变化及家庭养老功能的弱化,老年长期照护需求的实现呈现社会化趋势,老年长期照护体系的构建势在必行

在我国计划生育国策的作用下,家庭规模逐渐变小,家庭结构发生巨大变化。据中国统计年鉴资料,1973 年我国家庭户平均人数为 4.81 人,1982 年降至 4.51 人,到 2010 年仅为 3.15 人。多代户家庭减少,大量"四二一"结构家庭甚至是"丁克家庭"的出现,使家庭中可提供照料成员减少,再加之现代社会的快节奏生活,使得老年人在家养老的希冀成为"空中楼阁"。此外,劳动力市场竞争的加剧,跨地区职业流动,家庭中青年一代外出务工较多,进而造成"空巢老人"不断增多。根据全国老龄工作委员会公布的《我国城市居家养老服务研究》报告,目前我国城市老年人空巢家庭(包括独居)的比例已达 49.7%,与

2000 年相比提高了 7.7 个百分点。这对于传统家庭养老产生很大的冲击,对社会照护服务的需求度更高。

　　家庭结构小型化的改变和空巢家庭现象的加剧,均显示出大量老年长期照护需求的社会化和市场化满足是社会发展的必然趋势,且该需求必然会进一步持续、快速地增长。长期照护需求的急剧增加与家庭养老功能的弱化,催生、加快长期照护系统的构建与完善。世界卫生组织指出:"21 世纪,没有任何一个国家能够负担得起缺乏综合性系统的长期照护的后果。"长期照护系统应当是对功能发挥已丧失或有严重丧失风险的老年人,维护其功能发挥,确保其基本权利、自由与尊严不会因年龄老化而丧失。

(三) 老年人医疗卫生服务需求增加多样化,完善以老年人需求为核心的医疗卫生服务体系迫在眉睫

　　与全人群的卫生服务需求相比,老年人的卫生服务需求有着因其年龄增长而表现出的多样性和复杂性。随着年龄增长,老年人身体逐渐衰弱,免疫力逐渐降低,成为疾病高发人群,尤以慢性非传染性疾病的高发为主。据《中国卫生和计划生育统计年鉴 2013》显示,我国 65 以上老年人慢性病患病率高达 65.4%,并且 60% 以上的老年人同时患有 2 种及以上的慢性疾病。慢性病患病周期较长,加之老年人体质脆弱,治疗和恢复的时间较一般人更长。以糖尿病为例,老年人患者一般需要进行终身的长期血糖监测。因此,老年人医疗服务的需求将持续较长时间,一旦患病则将要长期依赖医疗卫生服务,这对我国当前以急性医疗为主的医疗机构是否能够针对老年人提供长期跟踪治疗、康复与护理提出了挑战。

　　同时,老年人对医疗卫生服务的需求不仅表现于患病期间的疾病治疗。从老年人频发的疾病谱(如高血压、脑卒中、冠心病、糖尿病等)来看,在患病前期,针对周围环境中诱发疾病的风险因素,老年人需要更多的疾病预防服务。并且由于慢性病一般无法根治,虚弱、残疾成为常态。因此,治疗后老年人还需要用药指导、康复锻炼、饮食及运动指导等多样性的服务,无疑对现有医疗卫生服务的服务技能、设备设施及相应的人才培养都带来了新的要求。

　　此外,身体功能的下降不仅影响老年人的生理健康,同时也影响着老年人的心理健康状况,尤其是空巢老年人、无配偶老年人及卧床不起老年人,常表现出精神抑郁与焦虑或不愿与人交流的现象,提示精神卫生服务在老年人间的广泛需求。

　　除对服务内容有着特殊需求以外,由于老年人的体弱多病、腿脚不便,外出就医困难,因而对服务的可及性也提出了更高的要求。有研究认为,与机构内获取医疗卫生服务相比，老年人更加关注上门输液、注射等家庭医疗保健服务，90％的老年人希望长期与社区卫生服务机构保持联系，在居家、社区的环境中解决医疗服务需求。

可见，随着老龄化的日益严重，如何满足老年人多样化和复杂性的医疗卫生服务，给医疗卫生体系的服务内容及地缘可及性等方面带来了严峻的挑战。为了确保向老年人提供高质量医疗卫生服务，完善以满足老年人实际需求为核心的医疗卫生服务体系势在必行。

（四）健康老龄化视角下医养整合性体系建设理念在全球得到共识与实践

作为应对人口老龄化的战略，健康老龄化（healthy aging）的概念首次问世于 1987 年召开的世界卫生大会。1990 年，世界卫生组织对健康老龄化提出较为完善的概念，其核心是要从医疗保健和老龄化过程中的老年人健康问题着眼，强调提高大多数老年人的生命质量，缩短其带病生存期，使老年人以正常的功能健康地存活到生命终点。2002 年，世界卫生组织又在已有健康老龄化基础上增加了"保障"和"参与"2 个维度，将其上升至"积极老龄化"的政策指导视角。具体是指对老年人个体来说，在整个生命周期中，在机体、社会、经济和心理方面保持良好状态，按照自己的需要、愿望和能力来参与社会活动。在他们需要帮助时，应有相应的政策保障，相应的环境支持向他们提供保障与安全。

在世界卫生组织积极老龄化战略指导下，世界各国积极探索应对人口老龄化及其带来的问题，经过 10 年多年的探索与发展，不少国家已取得显著成就。比如，日本建立了独立于医疗保障之外的广覆盖的长期照护保险度以保证其各类老年人医疗与照护服务的可及，德国、荷兰等欧盟国家则更注重老年人社会参与水平，以此构建老年人宜居社区，开展代际沟通项目等。

然而，随着人口老龄化的加剧，2015 年，在《关于老龄化与健康的全球报告》中，世界卫生组织在总结各国经验的基础之上，又重新回到"健康"的视角来审视各国医养整合性体系在应对人口老龄化过程中的作用及其存在的问题，指出健康老龄化并非由功能或健康的某一水平或阈值来界定，因为每个老龄个体的生命轨迹都会受到不同经历的影响而随之发生变化，故将健康老龄化定义为每个老龄个体健康轨迹逐步改善的过程。在这一定义中，影响老年人的健康因素有两大类。第一个是内在能力，即个体以基因遗传为基础，受个体特征影响的生理与心理健康功能的整合；另一个则称之为功能发挥，是使老年人内在能力与环境的互动以实现个体功能的过程。这两大维度的改变都会影响每个个体的健康老龄化轨迹。

因此,要实现健康老龄化,要需要我们从上述 2 个方面来改进每个个体老人的健康老龄化轨迹。如一个患有老年痴呆或心脏病的老人,随着其年龄增长与疾病转归,其内在能力的弱化影响机体功能的发挥是不可逆转的过程。但是,我们可以通过医疗卫生体系的完善,改善其疾病转归,提升老年人机体健康水平,推迟其内在能力衰退的进程;其次,通过长期照护体系的保证,消除影响功能发挥的障碍,从周围环境中给予老年人所需的各项支持,尽可能保证其对资源的利用,使其在现有内在能力的状态下达到功能发挥的最大化。其中,医疗卫生体系所处环境是否支持加强能力的行为,长期照护体系环境是否能够确保老年人享有有尊严的晚年生活亦是很重要的方面。也就因为如此,世界卫生组织在《关于老龄化与健康的全球报告》中正式提出,要实现健康老龄化,需要发展以老年人为中心的整合性“医疗、照护与环境”公共卫生服务体系(a public-health framework for healthy aging),为了区别于中国俗称的“公共卫生”的概念,本文称之为老年医养整合性体系,包括医疗卫生体系和老年长期照护体系,体系所处环境包含相应体系之中。

实际上,该框架的提出也是对整合性体系建设较为先进国家实际经验的高度概括与总结。在澳大利亚,对老年人提供医养整合性服务是一项基本的卫生保健制度,已建立较完善的服务体系,并形成了联邦、州和地方政府的三级组织与管理制度。体系中的医院、居住式照护服务机构、居家照护机构兼具医疗卫生和长期照护的功能,且出入院评估手段成熟,制度完善,使得不同类型机构之间的服务得到有效衔接。日本的医养整合性体系经历了早期分开,后期重组实现功能融合的过程。2000 年以前,日本高龄人群医疗制度在医疗和福利 2 个方面实行纵向分割,分隔管理;2000 年,“介乎保险制度”出台以后,由厚生劳动省统一管理,将原本分属 2 个部门的每类长期照护服务机构及医疗卫生服务机构按不同需求层次的服务对象进行严格的层级划分,并配以完善的上下转诊标准与制度,按层级需求配置医护人员,老年人按需享受服务,得到相应水平的补偿,实现了机构资源的整合、体系功能的融合。对中国台湾地区而言,虽与日本由厚生劳动省统一管理的体制有所不同,分属于卫生医疗、社会福利及退辅会(即退伍军人)三大体系,但通过统一而严格的需求评估,实现了不同老人在不同类型服务机构之间的转诊,真正做到按需服务,提高了资源的利用效率。

可见,世界卫生组织 2015 年的《关于老龄化与健康的全球报告》不仅更新了健康老龄化的最新内涵,也是在总结各国或地区成功经验的基础之上,甚至提出了引导医养整合性体系建设滞后国家和地区的政策指导性意见,这将为我国完善健康老龄化理念,促进老龄健康行动的研究与政策创新提供视角与依据。

综上所述,随着人口老龄化的加速,呈现多样和复杂特性的老年人医疗卫生和长期照护的需求,亦随之不断增长。如何优化医养整合性体系,完善已有的医疗卫生体系和长期照护体系根据老年人在各阶段(如生活能够自理老人,部分失能老人和严重失能老人)的特点提供所需的各项健康支持,改善老年人身体健康的同时,促进老年人健康功能的发挥,满足其长期照护和医疗卫生的需求,保证老年人顺利安度晚年、努力提高老年人生活质量,是顺利应对健康老龄化的必然办法。

二、我国严重的医养分离现状难以适应健康老龄化的时代要求

(一) 我国"医养分离"问题突出

1. 体系上的分离

按照世界卫生组织界定,医养整合性体系包括医疗卫生体系和长期照护体系。在我国则涉及由主管医疗卫生服务体系的卫生系统和主管长期照护体系的民政系统,如图 1-1 所示。根据医疗卫生服务和长期照护服务提供的多少,提供服务的场所被分为医疗机构、社区、居家以及养老机构。其中医疗机构中的医院,尤其是二三级医院主要承担着急性期的医疗卫生服务,康复医院和护理院则承担着亚急性期的医疗卫生服务,护理院、社区卫生服务中心和社区护理机构以及当前不少地区已设立的家庭病床等则主要承担着稳定期的医

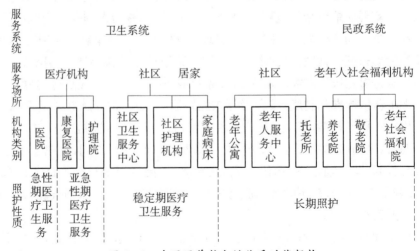

图 1-1　中国医养整合性体系功能架构

疗卫生服务,老年公寓、老年服务中心、托老所以及养老院、敬老院和福利院等养老机构则主要承担着长期照护的服务。

对于老年人的照护,区分为技术性照护和非技术性照护。技术性照护具有医疗服务性质,可以由医疗机构、家庭病床、居家护理和期间照护机构提供,这些机构的服务人员是经过医疗护理技术的培训,并和医疗机构之间保持信息的畅通;非技术性照护具有长期生活照料的性质,可由养老机构提供。

其实,不难发现,由于需要长期照护的老人多半集生活不能自理与多重疾病傍身为一体,所需的医疗卫生服务需求与长期照护需求也是同时产生,很难截然分开,因而从图中的急性期疾病治疗到单纯的生活照料,各机构均分别承担着部分,仅是由于各机构医疗卫生服务与长期照护服务所占比例的高低不同而已,从左向右医疗卫生服务所占比例逐步缩小,而从右到左长期照护服务所占比例逐步缩小。

体系的分离,如果有切实的政策与规制来弥补体系的分离,确保医疗卫生和长期照护功能在各类老年人身上实现有机融合,体系分离也就不是问题,如中国台湾地区的体系。但是,体系分离之下,如果政策与规制不到位,则很容易造成不同场所老年人医疗卫生和长期照护需求无法同时得到满足,也就是说体系分离已经奠定了功能与服务脱节的基础。

2. 政策上功能定位与服务的脱节

当前,由于如图 1-1 所示的各类服务机构之间功能界定的不明确,出入院标准缺乏,使得原本就分离的两大体系,难以做功能融合、服务衔接。纵览两大系统对其管辖之下的服务机构,在提供"老年护理"这一服务时的界定与规制,政策上各类机构功能定位与服务的脱节就一览无遗了。

民政部的"老年护理"相关政策最早为 1993 年制定的《国家级福利院评定标准》,就规模、功能、管理、质量、效益 5 个方面对老年福利院应达到的要求进行了详细的规定;1998 年的《上海市养老机构管理办法》对养老机构的设置规划、条件、区域、养老机构的审批、建设标准、执业范围、服务提供、日常进行活动、补助和扶持、审计、处罚等进行了规定。此外,1999 年的《上海市养老机构设置细则》和《上海市民政局关于调整本市养老机构收费标准的通知》,以及 2001 年的《上海市养老机构处罚暂行办法》和《上海市养老机构管理和服务基本标准(暂行)》,4 部政策法规对养老机构运行过程中的申请条件、收费、处罚与管理等进行了规定。

卫生部门的"老年护理"相关政策始见于 1999 年的《上海市老年护理院基

本标准》，对老年护理院的房屋、科室设置、总床位数、配备人员、设施、药品、服务内容、规章制度等均进行了规范；2002 年的《社区护理管理的指导意见（试行）》，对社区医疗护理工作进行了范围界定；2006 年，卫生部的《城市社区卫生服务机构管理办法（试行）》提出社区卫生服务中心应提供家庭出诊、家庭护理、家庭病床等家庭医疗服务；2010 年，上报国务院报批的《家庭病床服务规范》(DB31/T487—2010)对家庭病床的收治范围、服务项目等方面进行了详细规定；2011 年，卫生部"关于印发《护理院基本标准（2011 版）》的通知"中对护理院的床位、人员数量及类型，科室设置等硬件设定方面进行了规定；同年的"关于印发《中国护理事业发展规划纲要(2011—2015 年)》的通知"对各类提供护理服务机构的具体服务重点和发展策略进行了规范。

　　2015 年，上海市卫生和计划生育委员会发布的《关于进一步推进本市卫生计生系统医养结合工作的通知》中进一步提出要推进老年护理床位建设，明确护理院、护理站是为患者提供长期医疗护理、康复促进、临终关怀等服务的医疗机构，支持社会力量举办护理院和护理站。

　　由此可见，现有政策档虽对各类老年服务机构的服务性质及内容笼统、简单提及，但并没有切实结合服务需方的需要或需求进行细化，如有什么特征的老年人进入什么机构，操作中势必欠缺可操作性，各级医疗机构、康复医院、老年护理院、养老机构、社区居家护理界限不清、职责不明，不同类型机构（医疗卫生服务机构、长期照护机构、兼有 2 种功能的老年护理服务机构）应该为什么样的群体服务，提供何种类型、何种程度的服务尚未明确。这导致了实际操作中各类机构缺乏统一的服务规范，机构多根据自身的特色和需要，按照各自的方式进行服务和管理，护理功能分级管理混乱，不同类型机构间服务功能的衔接难以实现，不同机构间病人的有机转诊难以实现，一定程度上造成了资源，尤其是高技术医疗资源的浪费。

　　笔者所在的课题组曾在 2011 年对上海市 96 家明确提供老年护理服务的机构进行调查，结果显示，所有机构中仅有 10 家（占 10.4％）机构有明确出入院标准。通过对这 10 家机构的单独随访，根据其提供的纸质材料，发现各机构提供的标准都是机构内部规定，当前尚无国家或者省市地区层面的关于老年护理的出入院标准。通过对该 10 家机构标准的归纳与总结，发现这些入院标准可以归纳为"病情稳定、生活不能自理、适合在社区病房条件下进行检查、治疗和护理的患者"，均是定性的要求；部分机构虽有补充说明，但也只是概括性的定性规定，究竟以什么指标来评级和考核入院老人需求，如何判断老人是需要入住医疗卫生机构，还是长期照护机构，抑或是选择社区居家护理，入院后应该得到什么样的护理服务种类和数量更是没有明确。从出院标准来看，"病情变化(治愈、好转、恶化等)和生活基本自理"则成为各机构主要的出院"指标"，基本上都没有更进一步的明确规定或解释。

不同机构间缺乏统一的服务规范导致各机构无法清楚地进行功能定位，老年人在入住机构前无法进行统一的需求评估。据对上海市老年护理院、养老机构、居家养老服务 3 类老年服务机构的调查显示，这 3 类服务机构对服务对象都有各自的分级标准。老年护理院执行《综合医院分级护理指导原则(试行)》，依据患者病情和生活自理能力，分为特级护理、一级护理、二级护理和三级护理；养老院机构执行《上海市养老机构管理和服务基本标准(暂行)》，以老人年龄、生活自理程度、身体状况以及特殊要求为依据，分为专门护理、一级护理、二级护理和三级护理；居家养老服务对申请政府补贴的老人，依据老人的生活自理能力、认知能力、情绪行为和视觉能力 4 个方面进行评估，分为正常、轻度、中度和重度 4 级照料等级。各类机构都有其应遵循的需求标准，标准与标准间存在交叉重迭，由此暴露出来的不同类别、级别老年服务机构的横向和纵向之间的界限模糊，势必导致各机构无法清楚地进行功能定位，也就致使照护等级的需求评估形同虚设，继而造成老年人难以得到适合自身实际需求的护理服务，另一方面也影响了各类老年服务的有效利用，老年长期照护服务资源不足和医疗资源浪费的现象并存。同时，由于缺乏统一标准，对长期照护的收费也无法明确规定，因此目前全国各地养老机构照护服务分级标准各不相同，照护服务差异也很大，而照护费用的差别则可达 6 倍以上。

可以看到，在出入院标准、机构功能定位、统一的需求评估标准等政策规范缺位的情况下，各类老年服务机构的服务定位难以切实明确，机构护理分级管理混乱和出入院标准的缺失也使得服务在不同机构间的衔接困难重重，距离使得老年人获得符合自身实际需求的连续性服务的标准，现有的体系实践仍存在不少问题。

3. 实践证明针对分离现状提出的策略措施未能有效解决分离问题

上述医养分离的实践难题，已逐渐引起政策决策者的重视，国家近年来也陆续出台一系列医养结合的政策措施，促进医养结合的探索：为改变医养分离的现状，应对社会老龄化，2013 年，国务院颁布的《国务院关于加快发展养老服务业的若干意见》(国发〔2013〕35 号)提出"积极推进医疗卫生与养老服务相结合，各地要促进医疗卫生资源进入养老机构、社区和居民家庭。卫生管理部门要支持有条件的养老机构设置医疗机构。医疗机构要积极支持和发展养老服务,有条件的二级以上综合医院应当开设老年病科,增加老年病床数量,做好老年慢病防治和康复护理。要探索医疗机构与养老机构合作新模式,医疗机构、社区卫生服务机构应当为老年人建立健康档案,建立社区医院与老年人家庭医疗契约服务关系,开展上门诊视、健康查体、保健咨询等服务,加快推进面向养老机构的远程医疗服务试点。医疗机构应当为老年人就医提供优先优惠服务";随后,又颁布了《国务院关于促进健康服务业发展的若干意见》(国发〔2013〕40 号),更进一步强调了医疗机构与养老机构等应加强合作,实现医疗和养老资源的整合:"在养老服务中充分融入健康理念,加强医疗卫生服务支撑。建立健全医疗机构与养老机构之间的业务协作机制,鼓励开通养老机构与医疗机构的预约就诊绿色信道,协同做好老年人慢性病管理和康复护理。增强医疗机构为老年人提供便捷、优先优惠医疗服务的能力。推动二级以上医院与老年病医院、老年护理院、康复疗养机构等之间的转诊与合作。各地要统筹医疗服务与养老服务资源,合理布局养老机构与老年病医院、老年护理院、康复疗养机构等,形成规模适宜、功能互补、安全便捷的健康养老服务网络"。2015 年,民政部、发展和改革委员会、教育部等十部委发布《关于鼓励民间资本参与养老服务业发展的实施意见》中,对于推进医养融合发展,指出支持有条件的养老机构内设医疗机构或与医疗卫生机构签订协议,为老年人提供优质便捷的医疗卫生服务。各级卫生计生行政部门要对养老机构设立医务室、护理站等医疗机构给予大力支持,积极提供便利;按规定进行设置审批和执业登记。养老机构内设医疗机构符合职工基本医疗保险、城镇居民基本医疗保险和新型农村合作医疗定点医疗机构条件的,要按规定申请纳入定点范围。在定点医疗机构发生的符合规定的医疗康复项目费用,可按规定纳入基本医疗保险支付范围。

在上述政策导向下,各地医养机构纷纷做出结合自身实际的模式探索,但由于医养结合相关政策处于发展、成熟的萌芽期,相关的配套措施尚未建立完善,因此现实推进的过程中遇到重重阻碍,例如一些社区和小型养老机构与社区卫生服务中心和一级医院的合作,由于合作方医疗设施简陋、医护水平较低,以及制度协调与人员管理方面的制约,基本上很难满足社区和养老机构老人对高质量医疗护理服务的需求;而高端的私立养老院收费高,只能满足少数经济条件好的老人需求,据报道各地区"医养结合"型养老机构的收费一般是当地居民人均收入的 2～3 倍甚至更高,大部分老年人难以负担。从而导致目前由医养分离引发的居家、社区和机构养老的问题愈发严重,详细如下。

（二）"医养分离"下，医疗卫生体系以急性医疗为主，"以老年人需求为核心"显得不足

1. 以老年人需求为核心医疗卫生体系建设存在不足

为实现健康老龄化要求，我国老龄事业"十二五"规划中首次对医疗卫生体系如何适应老年人特征性需求做出了规定，如"将老年医疗卫生服务纳入各地卫生事业发展规划，加强老年病医院、护理院、老年康复医院和综合医院老年病科建设，有条件的三级综合医院应当设立老年病科。基层医疗卫生机构积极开展老年人医疗、护理、卫生保健、健康监测等服务，为老年人提供居家康复护理服务。基层医疗卫生机构应加强人员队伍建设，切实提高开展老年人卫生服务的能力"。

然而，在"十二五"收官之际，从各地实践情况来看，以老年人需求为核心医疗卫生体系建设依旧不足。随着人口的老龄化，老年人需求急剧迸发，确保医疗卫生服务实践"以老年人需求为核心"的保障却未到位，如医疗卫生机构，尤其是基层医疗卫生机构的资金投入、服务水平、人才建设、政策落实、比例分配以及监督管理等方面都表现出了相对于需求的滞后与薄弱。首先，从资金投入上，政府对于承担着大量老年人医疗卫生服务的基层医疗卫生机构的财政拨款相对降低，势必会限制机构发展，如何改善服务应对老年人的多样化和复杂化的需求必然会显得有心而力不足。其次，从人员配置上，机构医护人员由于收入不理想，工作压力大等问题流失情况严重，并且现有人力在知识结构与综合能力上较为单一，尤其是缺乏与老年医疗卫生服务密切相关理论与技术，如老年学及老年医学专业技术的培训。

在服务提供上，面对需求量激增的老年人慢病服务需求，医疗卫生体系未能及时做出角色转变，尚无法做到根据老年人在各阶段（如生活能够自理老人，部分失能老人和严重失能老人）的特点提供相应的健康支持，如在慢病发病前的预防、发病后的跟踪治疗与康复上尚未发挥应有的作用。各类医疗卫生机构，尤其是基层医疗机构，在提供健康教育与促进、健康检查等预防服务时消耗了自身资源无法得到有效补偿，"重医轻防"现象依旧严重。因此，当前医疗卫生机构依然以急性期治疗服务项目为主，有效预防慢性病，确保早发现、早控制等健康教育、健康促进类干预项目无从实施，从预防视角提升老年人的健康内在功能更是无从谈起；康复护理服务虽能获得服务补偿，但机构专业康复人力资源的短缺却又束缚了此项功能的发挥。

2. 医疗卫生体系向养老机构、社区、居家提供服务不足

"十二五"规划期间，国家针对日益严峻的养老问题，按照国际经验提出了

"9073"的养老格局——90％老年人通过家庭养老解决，7％享受社区居家养老服务，3％享受机构养老服务。为适应"9073"养老格局，考虑老年人对医疗卫生体系可及性的要求，要确保格局中各类场所中的老年人无论其经济收入高低，生理自理程度如何均能按需获得适宜而高质的医疗卫生服务。医疗卫生服务体系除优化自身建设以外，还应积极尝试将服务渗透入社会养老体系，以适应老龄化发展趋势。

目前，医疗卫生服务如何向长期照护体系进行机构渗透，全国尚处于探索与试点阶段，大部分省份的基层医疗卫生机构仍未意识到其自身资源在老年人服务可及上的地缘优势，服务观念仍停留在"坐堂行医""被动医疗"的服务模式。仅上海、青岛等地率先通过家庭病床、家庭医生至日间照料中心、养老机构定期上门坐诊服务等将医疗服务供应到家庭、社区及养老机构。但却未能收到理想效果。究其原因，我国基层医疗机构的工作任务日益繁重，家庭病床、上门坐诊等服务功能建设难以得到全力支持，面临投入不足、规划不够等诸多问题，导致相应的装备配置不够完善，如手提式 B 超机、灌肠器、简易呼吸机、小手术器具等明显匮乏，上门服务项目难以有效开展。另一方面，上门开展医疗卫生服务也对基层医护人员的资质、能力提出了更高的要求。基层医护人员本身的素质能力不高，理论知识不够扎实，而且缺乏医学实践，尤其是全科医学人才严重缺乏，严重影响了预防、康复、精神慰藉等以老年人为中心的服务项目的开展。可见，目前医疗卫生体系向长期照护体系的功能及服务渗透受到多重阻碍，距理想功能发挥的目标仍存在较大的差距。

（三）医养分离下，单纯的"居家-社区-机构"养老模式无法实现健康老龄化

1. 机构长期照护服务单一，老人医疗卫生服务需求无法得到满足

在"医养分离"的照护模式下，入住养老机构的老年人日益增长的医疗需要无法得到满足，导致养老机构入住人群出现结构性缺损，床位总数不足的情况下，大多数养老机构出现床位闲置的现象。具体呈现在以下几方面。

（1）"医养分离"导致养老机构内老年人的医疗需求无法得到满足：养老机构目前能够提供的养老服务内容和范围比较单一，大部分还只停留在对老年人的日常生活起居照料方面，而对老年人需求量最大的医疗、护理和康复等服务做得还不够，即使是一些条件好的、收费较高的民办养老机构也只是配备了非常简易的医疗设施。研究数据显示，目前在养老机构中配备有简单医疗室的机构不足六成，其中民办养老机构为 56.0％，政府办养老机构为 52.1％，与老年人的实际需求之间尚存在巨大差距，且大多没有规范的医疗管理。

此外,养老机构专业医护人员缺乏,从业人员的医疗服务技能专业知识参差不齐的问题也十分严峻。有专题调查显示,22.3％的养老机构既没有单独的医疗室,也没有专业医护人员;农村情况最为严重,其中西部农村60％以上的养老机构缺少专业医护人员;在医生的配备方面,有超过五成的养老机构是空白;护理员经过护理及相关专业系统训练的不超过30％,取得养老护理员资格证书的不到1/3。

不难看出,医养分离之下,养老机构长期照护专业人员缺乏,医疗卫生人员配置不足,加上前述的"医养分离"下,医疗卫生体系以急性医疗为主,向养老机构、社区、居家提供服务不足,养老机构内住养老人的医疗卫生服务需求如何满足也就成了难题。

(2)医疗需求难以满足,养老机构入住人群出现结构性缺陷:医养分离之下,由于养老机构的风险规避和难以提供专业的医疗卫生服务,导致养老机构的入住人群出现结构性缺陷。绝大多数的养老机构倾向于选择生活可自理的老人,而排斥年龄较高、丧失能、失智老年人,且该比例高达近50％。城市中有将近2/3的养老机构,特别是民办养老机构,对老人入住不以失能作为限制条件;在农村养老机构中这个比例则降为30.4％,有超过80％以上的农村养老机构明确表示只接收自理老人。

(3)在总体床位不足的情况下,多数养老机构入住率低,床位闲置:由于养老机构的医疗卫生服务功能缺失与入住人群的倾向性选择,导致了养老机构在床位的增长进度远远落后于人口老龄化速度,供给不足的情况下,出现了入住率低、床位利用率不高的问题。目前,我国人均养老床位拥有率不仅低于发达国家5％～7％的平均水平,也低于发展中国家2％～3％的水平。养老院床位在理论上供不应求的现状下闲置率却高达50％～60％。如有调查显示,合肥市民办老年公寓普遍有50％的床位闲置。

2. 社区、居家长期照护服务供需不相匹配,与健康老龄化目标仍有差距

社区、居家照护中,失能老人群体目前是民政长期照护系统的主要关注对象,除入住养老机构的失能老人以外,数量庞大的社区、居家失能老人群体对于长期照护服务提出了专业化、多样化等更高的要求,而现有的社区、居家老年长期照护服务数量不足、服务质量不高,尤其是缺少必备的制度建设。

目前,长期照护体系中社区发挥的功能大多是具有福利性质的支持性服务。例如,开展老年文娱活动、志愿者交流服务,逢年过节探望失能或空巢老人等不固定的服务。而涉及具体开展的老人长期照护服务项目,大多还处于空白阶段,有限的服务也仅是零星提供,且服务质量不高。虽然我国政府也意识到这一问题,正在大力发展居家养老,社区各类老年日间照护中心也如雨后春笋般建立起来,但目前大部门社区居家养老服务仅仅提供基础的家政服务,而失能老人迫切需要的医疗、护理、康复、保健和精神慰藉等服务尚未发展成熟。

课题组前期调研发现,尽管在上海市及其部分区(县)正在进行长期照护服务需求等级评估试点,期望高龄老人通过等级评估可定期得到相应等级的上门照护服务,然而受限于评价人员、上门服务人员技术与水平等的严重不足,未能达到预期效果,甚至出现该服务改变为政策性津贴发放给老年人,专业化的长期照护服务依旧无法可及。

3. 长期照护保险缺失下医疗卫生资源被过度利用,引发社会不公

按照世界卫生组织的界定,医疗卫生体系与长期照护体系提供者 2 种性质的服务,前者专业化要求较高,人力、设备与设施等资源配置较高,后者专业化和技术性要求相对较低,2 类服务应独立筹资与支付,然而由于老年人同时需求该 2 类服务,这就要求 2 类服务的提供、筹资与支付应相互衔接,否则容易发生较高专业技术要求的医疗卫生服务的浪费。当前,我国缺乏长期照护保险制度,长期照护服务缺乏相应的筹资与支付,老年人长期照护服务费用可以说完全自理(部分需要政策保障的特殊老人除外),这也就导致各类老年人想尽一切办法想入住医疗水平相对较高医疗卫生机构中,以享受更高的报销比例。也就是说当前以提供医疗卫生服务为主的卫生系统医疗卫生机构,收治了一大部分应属于民政系统长期照护的服务对象。这些老年服务对象长期占据医疗服务功能床位,长期享受由医疗机构内专业护理人员提供的简单的生活照料服务,并过度利用本该保障全人群的医疗保险,导致对于老年人的医疗卫生服务供不应求而长期照护服务资源相对闲置的矛盾。如此,必然引发具有真正医疗卫生服务需求的老年人无法得到满足,引发社会不公。

三、健康老龄化下,完善我国老年医养整合性体系已成必然

健康老龄化是为了应对人口老龄化,首次提出于 1987 年的世界卫生大会的战略。2002 年,世界卫生组织丰富内涵并将其推升至"积极老龄化"的政策指导视角。2015 年,世界卫生组织在《关于老龄化与健康的全球报告》中又一次基于总结世界各国应用"积极老龄化"探索应对人口老龄化的成功经验,更新了"健康老龄化"的定义——每个老龄个体健康轨迹逐步改善的过程。在"健康老龄化"的视角下,成功应对老龄化一方面要完善医疗卫生体系,改善老年人的疾病转归,提升其机体健康水平,延缓内在能力衰退的进程;另一方面,

通过长期照护体系的支撑与保障,消除影响功能发挥的障碍,由适老环境给予老年人所需的各项支持,保证其对资源的有效利用,促使其最大化现有内在能力限制下的功能发挥。

随着人口老龄化的加速,呈现多样和复杂特性的老年人医疗卫生和长期照护的需求,亦随之不断增长,相伴产生,无法完全分离。2015年,世界卫生组织在《关于老龄化与健康的全球报告》中,依据发达国家的实际经验高度凝练出了健康老龄化的战略:"发展以老年人为中心的整合性'医疗、照护与环境'公共卫生服务体系",为将其与我国的"公共卫生"概念有所区分,故简称为"医养整合性体系",包括无缝衔接,功能融合的医疗卫生体系和长期照护体系,且将适老环境也包含其中。

与众多发达国家相比,我国老龄化进程速度更快,老龄化迸发的各类需求更为激烈,尤其是长期照护服务需求与医疗卫生服务需求,强烈冲击着社会的稳定发展与公平。以满足老年人需求为核心,以促进老年人功能发挥为目标的医养整合性体系建设战略,是未来发展的指导性方向。医养整合性体系的建立成为实现有效引导需方对医疗卫生与长期照护服务按需利用的关键之举。因此,针对目前我国医养分离的现实,以医养整合性体系为框架,优化现有医疗卫生体系,建设完整的长期照护体系,提供医养整合性服务,构建长期照护保险,引导需方按需利用服务成了健康老龄化视角下,化解医疗卫生与长期照护服务供需矛盾,满足老年人多重需求的关键之举。

第二部分

上海市老年人医疗卫生与
长期照护服务供需与医养结合现状

一、慢病患病率高,失能普遍,老年人医疗卫生与长期照护服务利用错位

(一) 老年人的基本情况

如表 2-1 所示,研究共调查老年人合计 7 536 人。调查对象以女性居多,女性占到全体受访者的 58.59%,男性占 41.41%。民族特征上,以汉族居多,占全部调查人员的 98.86%。从年龄段来看,以 60~69 岁年龄段为主,占 45.75%;其次是 80~89 岁和 70~79 岁的 2 个年龄段,分别占 29.06% 和 19.47%,90 岁及以上年龄段老年人比例为 7.39%。子女个数上,以 1 和 2 名子女的老年人居多,分别占 29.56% 和 31.78%。婚姻状态上,在婚老人占绝大多数,比例大 65.39%,丧偶老人占 31.32%,其余为离婚或未婚老人。在本次调查入住机构老人中,以户籍人口为主,占全部调查对象的 73.02%。

表 2-1 2016 年上海市老年人社会人口学特征分析

变量	特征	社区老年人 (5 000 人)		养老机构住养 老年人(820 人)		老年护理相关 机构入住老 年人(1 716 人)		合计 (7 536 人)	
		人数/ 人	比例/ %	人数/ 人	比例/ %	人数/ 人	比例/ %	人数/ 人	比例/ %
性别	男	261	31.83	662	38.58	2 198	43.96	3 121	41.41
	女	559	68.17	1 054	61.42	2 802	56.04	4 415	58.59

（续表）

变量	特征	社区老年人（5 000人）		养老机构住养老年人（820人）		老年护理相关机构入住老年人（1 716人）		合计（7 536人）	
		人数/人	比例/%	人数/人	比例/%	人数/人	比例/%	人数/人	比例/%
民族	汉族	805	98.17	1 705	99.36	4 940	98.80	7 450	98.86
	少数民族	15	1.83	11	0.64	60	1.20	86	1.14
年龄段/岁	60～69	181	22.07	159	9.27	3 108	62.16	3 448	45.75
	70～79	126	15.37	303	17.66	1 038	20.76	1 467	19.47
	80～89	478	58.29	941	54.84	771	15.42	2 190	29.06
	≥90	161	19.63	313	18.24	83	1.66	557	7.39
子女个数	0	57	6.95	52	3.03	70	1.40	179	2.38
	1	111	13.54	271	15.79	1 846	36.92	2 228	29.56
	2	203	24.76	499	29.08	1 693	33.86	2 395	31.78
	3	196	23.90	412	24.01	862	17.24	1 470	19.51
	4	149	18.17	261	15.21	332	6.64	742	9.85
	≥5	104	12.68	221	12.88	267	5.34	592	7.86
婚姻状况	未婚	36	4.39	48	2.80	51	1.02	135	1.79
	在婚	160	19.51	690	40.21	4 078	81.56	4 928	65.39
	离婚	15	1.83	29	1.69	69	1.38	113	1.50
	丧偶	609	74.27	949	55.30	802	16.04	2 360	31.32
户籍	户籍人口	743	90.61	1 680	97.90	3 080	61.60	5 503	73.02
	非户籍人口	77	9.39	36	2.10	1 920	38.40	2 033	26.98

（二）慢病患病率高，疾病负担增加，老年人医疗卫生服务需求增长

《上海市老年护理规划》（下文简称《规划》）中的数据显示，全市 60 岁及以上老年人的慢性病患病率高达 77.29％。

如表 2 - 2 所示，本次调查显示，社区居家老年人慢性病患病率约 45.04％，养老机构老年人慢性病患病率约 84.63％，老年护理相关机构老年人的慢性病患病率达到了 94.00％，全市的平均水平为 60.34％，略低于《规划》

中的数值。全市老人中 2 种以及以上,以及 3 种及以上慢性病的患病率分别为 41.39%和 26.45%。老年人的慢性病患病带来巨大的疾病负担,病程长,治愈率低,长期性地服务依赖引发老年人医疗卫生服务需求的明显增长。

表 2-2　2016 年上海市老年人慢性病患病率

类别	社区老人 （5 000 人）		养老机构住 养老人（820 人）		老年护理相关 机构入住老人 （1 716 人）		合计（7 536 人）	
	人数/ 人	比例/%	人数/ 人	比例/%	人数/ 人	比例/%	人数/ 人	比例/%
慢性病患病人数 和患病率	2 252	45.04	694	84.63	1 613	94.00	4 557	60.34
2 种及以上慢性 病患病人数和 患病率	1 240	24.80	511	62.32	1 368	79.72	3 119	41.39
3 种及以上慢性 病患病人数和 患病率	631	12.62	310	37.80	1 052	61.31	1 993	26.45

（三）失能比例高,家庭结构变化,老年人的长期照护需求激增且社会化

明确失能老人的规模及发展趋势是掌握长期照护服务需求的重要依据之一。《规划》中给出了目前上海市老年人的失能比例: 60 岁及以上生活不能自理的比例为 8.98%,80 岁及以上高龄老人生活不能自理的比例13.7%。如表 2-3 所示,本次调查显示,依据日常生活活动（ADL）量表的得分计算与分级结果显示,上海市 60 对以上老年人的生活不能自理比例高达21.56%,其中,"完全依赖"的比例高达 13.15%;依据 MMSE 量表的得分计算与分级结果显示,老年人存在认知障碍的比例高达 48.51%,其中"重度认知障碍"的比例更是超过了 20%,达到了 21.32%。失能带来了老年人长期照护服务需求的明显增长。然而,家庭结构的变化,家庭照护者的减少,大量的长期照护需求只得诉诸于社会,引起了长期照护服务需求社会转移的趋势。

（四）医疗卫生与长期照护服务的利用存在错位

本研究还调查了老年人入住理由和入住老年护理院的需求。如表 2-4所示,养老机构老人中有 7.93%的老人想要入住老年护理院,但需求却无法得到满足,退而求其次入住了养老机构。该比例在社区老人中也有1.40%。

表 2-3 2016 年上海市老年人生活自理能力与精神智力状态的调查结果

类别	社区老人 (5 000 人)		养老机构住 养老人(820 人)		老年护理相关 机构入住老人 (1 716 人)		合计 (7 536 人)	
	人数/ 人	比例/ %	人数/ 人	比例/ %	人数/ 人	比例/ %	人数/ 人	比例/ %
生活自理能力								
需要帮助	72	1.40	69	8.40	204	11.90	345	4.58
依赖明显	16	0.30	74	9.00	199	11.60	289	3.83
完全依赖	29	0.60	92	11.20	870	50.70	991	13.15
智力精神状态								
轻度认知障碍	1 056	21.10	85	12.70	86	5.80	1 227	16.28
中度认知障碍	504	10.10	121	18.10	197	13.30	822	10.91
重度认知障碍	524	10.50	120	18.00	963	64.90	1 607	21.32

表 2-4 2016 年上海市养老机构与社区居家老人护理院住院需求情况

是否有入住老年 护理院的需求	养老机构(820 人)		社区老人(5 000 人)	
	人数/人	比例/%	人数/人	比例/%
是	65	7.93	70	1.40

从表 2-5 和表 2-6 中不难发现,老年人入住老年护理院的理由除了"生活不能自理""身患疾病""医院老年病床住不进"以外,"家中无人照看""孤单寂寞"等的理由所占比例也很高。综合一个人的多项选择并分析得到,入住并非因为"身患疾病"或"医院老年病床住不进",而是因为其他 4 个中的任意 1 个或多个的比例高达 59.38%。这一部分老年人并非出于医疗卫生服务需求入住老年护理机构,是否他们的需求可以通过养老机构与社区托养机构予以解决呢?

不得不说,老年人对医疗卫生与长期照护服务的利用并非从需求出发,存在一定的错位,供需矛盾问题确实存在。

表 2-5　2016 年老年护理相关机构 1 716 位老年人住院理由情况

入住理由	人数/人	比例/%
生活不能自理	1 209	70.45
身患疾患需要专业康复护理	1 162	67.72
家中无人照看	1 163	67.77
常常感觉孤单和寂寞	429	25.00
家中居住条件不够好	228	13.29
医院老年病床住不进	216	12.59

表 2-6　2016 年老年护理相关机构 1 716 位老年人入住理由分析

入住原因为身患疾病或老年病床无法入住	人数/人	比例/%
是	697	40.62
否	1 019	59.38

　　综上所述,上海市的老龄化犹如海啸般势不可挡时,老年人慢病高发,生活自理能力衰退,智力精神与认知能力退化,引发了医疗卫生与长期照护服务的急剧增加。然而老年人的服务利用之间存在错位的事实与供需矛盾,给医疗卫生与长期照护服务的供需带来了不断升级与持续高温的压力与挑战。

　　二、老年护理体系床位总数满足需求,压床问题"突出",护理人力紧缺且结构不合理

　　(一) 调查机构的基本情况

　　从表 2-7 可见,2011 年上海市机构基本情况现况调查采取老年护理院普查与社区卫生服务中心抽样调查相结合的方法。共计调查机构 107 家,其中第一冠名老年护理院 17 家,第二、第三冠名老年护理院 54 家,非冠名的社区卫生服务中心 36 家。从区域分布情况看,中心城区 43 家,郊区 64 家,其中近郊 39 家,远郊 25 家。详细分布情况见表 2-8。

　　2015 年,上海市机构基本情况现况调查采取全面普查的方法。共计调查老年护理相关机构 305 家,包括老年护理院 79 家(其中,第一冠名机构 25 家,第二、第三冠名机构 54 家)、社区卫生服务中心 192 家、二级医院(含护理床位)34 家。从地域分布来看,305 家老年护理相关机构,有 101 家位于中心城区,204 家在郊区,其中近郊区 135 家,远郊区 69 家。详细分布情况见表 2-8。

表 2-7　2011 年与 2015 年上海市机构基本情况调查的机构数量/个

机构类型	2011 年调查机构数量	2015 年调查机构数量
第一冠名机构	17	25
第二、第三冠名机构	54	54
非冠名的社区卫生服务中心	36	192
二级医院(含护理床位)	—	34
合计	107	305

表 2-8　2011 年与 2015 年上海市机构基本情况调查的机构分布情况/个

地区	2011 年现况调查				2015 年现况调查				
	第一冠名	第二、第三冠名	社区卫生服务中心	总计	第一冠名	第二、第三冠名	社区卫生服务中心	二级医院(含护理床位)	总计
中心城区小计	6	19	18	43	10	25	55	11	101
虹口区	0	3	6	9	1	3	7	2	13
普陀区	1	3	6	10	0	4	8	0	12
长宁区	0	1	6	7	2	1	9	1	13
杨浦区	3	1	0	4	5	8	3	2	18
黄浦区	1	3	0	4	1	2	9	0	12
徐汇区	0	3	0	3	0	3	9	3	15
闸北区	1	3	0	4	1	2	7	1	11
静安区	0	2	0	2	0	2	3	2	7
郊区小计	11	35	18	64	15	29	137	23	204
近郊小计	9	24	6	39	12	21	84	18	135
浦东新区	3	15	6	24	2	13	34	7	56
宝山区	2	1	0	3	6	1	16	5	28
嘉定区	0	3	0	3	2	3	10	3	18
闵行区	3	2	0	5	1	2	11	2	16
松江区	1	3	0	4	1	2	13	1	17
远郊小计	2	11	12	25	3	8	53	5	69
金山区	1	1	6	8	1	1	10	0	12

（续表）

地区	2011 年现况调查				2015 年现况调查				
	第一冠名	第二、第三冠名	社区卫生服务中心	总计	第一冠名	第二、第三冠名	社区卫生服务中心	二级医院（含护理床位）	总计
崇明区	0	1	6	7	0	1	17	2	20
奉贤区	0	6	0	6	1	4	18	2	25
青浦区	1	3	0	4	1	2	8	1	12
总计	17	54	36	107	25	54	192	34	305

（二）床位配置总量基本满足需求，但床位使用效率不高，"压床"严重

由于 2011 年与 2015 年针对老年护理相关机构的调查存在口径差异。2006—2010 年的调查数据中，社区卫生服务中心的床位总数由样本机构的平均水平与每年社区卫生服务中心的机构数换算得到；这 5 年的全部床位总数由全部 71 家老年护理院的调查数据与社区卫生服务中心换算数据得到。

1. 全市床位配置总量基本满足老年人的需求

为了全市老年护理床位数，2006—2014 年的床位数据还增加了医保信息中心提供的综合性民办医院的护理床位。如表 2-9 所示，2014 年年底本市老年护理床位共计达到 17 484 张，相比于 2006 年的 11 421 张增长明显，年增长速率也超过了 60 岁以上老年人口和 65 岁以上老年人口的增长速率。可见，各类机构的护理床位数也均有明显增长，顺应老龄化的趋势，扩大容量，接纳有需要的老年人。

由于国际上将老年人界定在 65 岁及以上，而我国常用 60 岁及以上来界定。既为了与国际水平进行比较，并兼顾我国实际定义。根据《上海市老年人口和老龄事业监测统计信息》提供的养老床位数据与老年人口数据，计算得出2014 年本市每千 60 岁以上户籍老年人口拥有床位总数（包括护理床位与养老床位）共计 31.8 张，每千 65 岁以上户籍老年人口拥有床位 48.8 张，且 9 年来，均明显增长。将每千 65 岁以上老年人口拥有的床位数情况与国际上进行横向比较发现，这一数值不但明显高于有些发展中国家如罗马尼亚、巴西等每千名老年人占有床位数 20～30 张的水平，而且还与发达国家如美国 2004 年平均每千名老人占有床位数约 50 张左右的水平相齐同，且高于英国的 35 张。由此可见，从整体上来看，上海市老年护理服务体系的长期护理床位配置满足老年人护理需求。

表 2 - 9　2006—2014 年上海市每千户籍老年拥有的床位数

床位情况	2006 年	2007 年	2008 年	2009 年	2010 年	2011 年	2012 年	2013 年	2014 年	年增长率/%
老年护理床位数/张	11 421	11 773	12 603	12 919	13 737	14 330	14 997	15 992	17 484	5.47
养老床位/张	59 735	69 785	80 554	89 859	97 841	101 896	105 215	108 364	114 193	8.44
床位总数/张	71 156	81 558	93 157	102 778	111 578	116 226	120 212	124 356	131 677	8.00
户籍老年人口/千										
≥60 岁以上人口	2 756.2	2 868.3	3 005.7	3 157	3 310.2	3 477.6	3 673.2	3 876.2	4 139.8	5.22
≥65 岁以上人口	2 075.8	2 111.8	2 145	2 210	2 264.9	2 352.2	2 452.7	2 566.3	2 700.6	3.34
每千户籍老人床位配置/(张/千人)										
每千户籍老人床位数(≥60)	25.8	28.4	31.0	32.6	33.7	33.4	32.7	32.1	31.8	2.64
每千户籍老人床位数(≥65)	34.3	38.6	43.4	46.5	49.3	49.4	49.0	48.5	48.8	4.50

注: 根据医保信息中心提供数据统计,综合性民办医院中所有床位中将年住院天数 3 个月以上且住院病人年龄 60 岁以上的定义为老年护理型床位。户籍老年人口数据与养老床位数据来自《上海市老年人口和老龄事业监测统计信息》

2. 床位使用效率不高,"压床"现象严重

由于 2011 年与 2015 年针对老年护理相关机构的调查存在口径差异,致使 2006—2010 年的部分数据缺失,但仍然能够反映出床位使用效率问题。

病床使用率是实际占用总床日数与实际开放总床日数的比值,客观反映了床位利用情况。如表 2‑10 所示,2014 年,上海市老年护理机构的全部床位的平均使用率为 90.38%,相比于 2006 年,有所增长,但增长幅度并不大,床位使用率保持相对稳定。

床位周转率由出院人数与平均开放病床数相除得出,反映了一定时间内平均每张床位的出院人数。如表 2‑10 所示,2014 年,上海市老年护理相关机构的总体床位周转率平均为 6.35 次/年,并且相较于 2011 年,逐年下降趋势明显。

平均住院日由出院者占用总床日数与出院人数相除得到,表明了机构内平均每位出院者占用的住院天数。同上床位周转率相类似缘由,护理床位平均住院日的数据依据全市冠名的 80 家老年护理院的数据分析得到。从表 2‑10 可见,2014 年上海市老年护理相关机构总体床位的平均住院日为 109.25 天,2006 年时仅 76.77 天。9 年来增长超过 40%,年均增长率 4.51%。这与床位周转率逐年下降的现实相吻合。

表 2‑10　2006—2014 年上海市不同类型老年护理机构床位使用效率

床位使用指标	2006 年	2007 年	2008 年	2009 年	2010 年	2011 年	2012 年	2013 年	2014 年	增长率/%
床位使用率/%	89.20	91.80	92.70	94.30	89.60	84.70	83.27	83.66	90.38	0.21
床位周转率/(次/年)	—	—	—	—	—	8.17	8.03	7.98	6.35	-8.06
平均住院日/天	76.77	83.20	87.72	91.80	83.85	80.74	91.92	104.45	109.25	4.51

注:"—"表示无数据

要全面衡量床位的使用情况,需要将上述 3 类指标结合起来进行评定。上海市老年护理机构的床位使用率较高,但周转率低,住院时间长。这无疑反映了老年护理机构的床位的使用效率并不高,存在"压床"的实质性问题。

3. 机构管理者普遍认同老年护理机构内"压床"确实突出

本次调查还通过老年护理相关机构管理者的意向调查进一步论证各类机构"压床"现象的严重程度及床位的占用比例。如表 2‑11 所示,目前全市老年

护理相关机构的床位占用比例接近了 50%，根据笔者所在的课题组的调查研究，2010 年时的床位占用率数据仅 30% 左右，可见 4 年来"压床"问题越演越烈。此外，肆意"压床"问题的严重程度被管理者们打出了超过 6 分的严重程度平均分，可以想见，老年护理相关机构内"压床"问题着实十分突出。

表 2-11 不同类型机构"压床"问题严重程度及床位占用比例

机构类型	"压床"问题严重程度/分	床位占用比例/%
非冠名的社区卫生服务中心	6.7	50.35
老年护理院	5.8	46.27
第一冠名老年护理院	4.8	37.81
第二、第三冠名老年护理院	6.2	49.03
总计	6.4	49.30

（三）上海市老年护理人力总量严重不足，结构不合理致使人力浪费

同样由于 2011 年与 2015 年的现况调查存在口径差异。2006—2010 年的调查数据中，社区卫生服务中心的注册护士与护理员人数由样本机构的平均水平与每年社区卫生服务中心的机构数换算得到；这 5 年的注册护士与护理员总数由全部 71 家老年护理院的调查数据与社区卫生服务中心换算数据得到。2011—2014 年的数据则有实施普查的全部机构的数据加总得到。床护比、注册护士与护理员比例则依据各个机构的数值去均值得到。

1. 全市老年护理人力配置总量严重不足

根据本次调查的冠名老年护理院、社区卫生服务中心和含有护理床位的二级医院的数据得到，2014 年上海市老年护理相关机构内从事老年护理服务的护理人员总数为 8 791 人，其中注册护士有 5 242 人，护理员 3 549 人。2006—2014 年，顺应老龄化发展的趋势，从事老年护理服务的护理人力有了显著的发展，年均增长率达 4.32%。然而，2014 年上海市老年护理机构老年护理服务实有床位的床护比仅为 1∶0.46，尽管相比于 2006 年有所增长，但是作为承担主要老年护理服务职责的机构，其老年护理服务的实有床护比距离《护理院基本标准（2011 版）》中 0.8 的数量要求标准，相差甚远。进一步凸显出上海市老年护理服务部分护理人员的总量严重不足问题。详细见表 2-12。

2. 老年护理人力结构不合理，造成人力浪费

不仅如此，参照《护理院基本标准（2011 版）》中对于"注册护士与护理员之

比为 1∶2～2.5",2014 年上海市老年护理相关机构中从事老年护理服务的护士与护理员的比值约为 1∶0.71,严重低于国家标准。可见,护理人力总数不足的情况下,护理员人数紧缺问题更为严峻,护理人力的结构十分不合理。这种结构的非合理化,使得注册护士将承担一部分本应由护理员承担的日常生活照料工作,导致专业人力资源的严重浪费。详细见表 2-12。

表 2-12 2006—2014 年上海市老年护理人力配置总数与结构情况

老年护理人力配置	2006 年	2007 年	2008 年	2009 年	2010 年	2011 年	2012 年	2013 年	2014 年	年均增长率/%
老年护理服务护士/人	3 688	4 137	4 134	4 155	4 415	4 380	4 560	4 889	5 242	4.49
老年护理服务护理员/人	2 530	2 675	2 956	2 989	3 053	2 986	3 095	3 362	3 549	4.32
总计/人	6 218	6 812	7 090	7 144	7 468	7 366	7 655	8 251	8 791	4.42
床护比	0.38	0.40	0.41	0.40	0.41	0.38	0.38	0.42	0.46	2.42
护士与护理员比例	0.88	0.84	0.86	0.84	0.82	0.75	0.73	0.73	0.71	-2.65

2006—2014 年,上海市老年护理人力存在总量不足且配置结构不合理的问题,注册护士与护理员之间比例失调,且该问题在持续恶化,护理员紧缺越来越严重。由此可以联想到护理人力总量不足,且护理员缺失的情况下,部分的简单生活照料服务的职责会由专业注册护士承担。加之一定比例低医疗护理服务需求老年人的入住,注册护士的专业服务提供的比重则严重缩水,无奈地将较多的精力和时间投入在对老人的生活照料上,服务内容偏移重点,使原本已然紧缺的人力资源更显匮乏。这无论从本应能够发挥却未发挥的个体功能角度而言,还是护理人力的总量不足而言,都可谓是不必要的浪费。

综上所述,将本市每千老年人口养老床位数据与国际发达与发展中国家进行对比,发现上海市老年护理服务体系的总体床位配置基本满足老年人护理需求。然而,老年护理床位床位使用率过高,平均住院日大比例延长,即"压床"现象明显,医疗护理床位的不合理使用与长期滞留均使得床位利用上显得"捉襟见肘"。与此同时,目前养老机构提供的服务范围狭窄、内容单一,多数仅服务于日常起居照料,老年医疗护理服务需求满足明显不足,由此导致了养老机构入住率低,床位闲置的困境。通过将床护比的数值与标准值进行对比,发现护理人力的紧缺问题十分严重,并且人员结构合理性不足,引发专业人力承担较低专业程度工作的担忧,造成人力成本的浪费。

由此可见,医疗卫生与长期照护服务的供需矛盾演绎得日渐激烈,随着老龄化程度不断加深,资源结构不合理,资源利用低效与不公平使人不得不深深思考,老年多样化需求满足的路在何方?

三、医养分离之下,积极实践多模式"医养结合",但效果不尽人意

(一) 机构管理者普遍认同存在"医养分离"的问题

我国医养分离问题突出且由来已久。研究经过意向调查,明确了全市 268 家社区卫生服务中心和老年护理机构管理者的意向与想法。

这些被调查对象职务构成上,社区卫生服务中心以副主任居多,占 77.41%,老年护理院以院长职务较多,占 53.57%;文化程度上,以本科学历为主,占所有调查对象的 84.70%;职称比例上,中级职称占绝大多数 71.54%,其次为副高级职称,比例为 23.97%;从工作年限来看,被调查人员基本都具有 10 年以上工作年限(99.62%),20 年以上的高达 56.65%;从事卫生管理的工作年限 10 年以上的也近 50%(41.76%),20 年以上的占 8.05%;从事老年护理工作年限 10 年以上占 3/4(75.57%),20 年以上的分别占 26.75%。不论是从事卫生工作年限,还是从事卫生管理工作年限,抑或是老年护理工作年限,10 年以上甚至是 20 年以上工作年限均具有较高的比例,说明被调查者应该具有丰富的工作经验。基于该部分人员的意向调查应该具有一定科学性、合理性和现实可操作性。

2015 年,不同类型机构管理者的意向认可发生"医养分离"的比例高达 72.96%,"医养分离"问题较为突出。从不同机构类型来看,第二、第三冠名的老年护理院"医养分离"现象较为严重,发生率为 84.00%。由于第二、第三冠名的老年护理院中绝大部分为冠名的社区卫生服务中心,床位较多,人员较为充足,老年人入住意愿最为强烈,因此床位紧缺问题更为突出。

(二) 本市积极实践"医养结合",多重阻碍限制,效果不佳,不足以弥补医养分离

1. 现有医养结合的 3 种模式,各种模式各有利弊,推广困难重重

为改变医养分离的现状,国家近年来陆续出台一系列医养结合的政策措施,积极开展医养结合的理论与实践探索。从全国来看,目前医养结合主要可归纳为三大模式:①在医疗机构中设立养老服务机构;②在养老机构中设立

医疗机构；③养老机构与医疗机构合作。上海市响应国家号召，积极推进医养结合服务模式的发展。本研究现况调查结果显示，截至 2015 年 7 月，全市 607 家养老院，开办老年护理院的 0 家，内设医疗机构的 139 家（22.90％）；237 家社区卫生服务中心，与养老机构或社区托养机构完成签约的有 144 家（60.76％）。根据文献归纳分析的结果，这 3 类模式可有利弊，但推广中均存在不少的难题。

（1）医疗机构内开设养老机构：从文献以及实践经验的汇总来看，在医疗机构中开设养老机构主要有 2 种形式：第一是医疗机构设立养老区，进行医疗服务和养老服务的内部化管理，使医疗、护理、托老、康复等有机结合；第二是将医疗机构转型为医养结合服务机构或老年护理院，该形式主要见于一些效益差、病源少、服务定位不明确的一二级的医疗机构。

该模式最大的优点在于资金投入减少，建设周期缩短，可以利用已有的闲置床位开展服务，短时间完成机构建设。然而，在医疗机构中提供养老服务，老年人"揩油"医保的问题难以防范，存在医疗保险基金滥用的风险。

（2）养老机构内开设医疗机构：养老机构内建立医疗机构，在满足住养老人医疗卫生服务需求同时，有效避免老年人为就诊辗转于医院与养老院，有效降低突发疾病时因时间拖延导致危险性并节约费用。因此，多地的养老机构纷纷响应，根据地方特色，开展此类医养集合的实践。

然而实践中发现，该模式并未真正发挥其应有的优势，存在较多的阻碍，也给养老机构带来了负担。首先，大多数养老仅设置医疗机构，其中的医护人员资质难以保证，医疗水平不达专业水准，服务能力偏低。因此，内设医疗机构仅能提供简单治疗，无法为老年人提供疾病预防、治疗、康复、护理和临终关怀等专业医疗保健服务在养老机构内设医疗机构需要参照国家标准建设，投入资金与人力成本庞大。在尚无政策和资金支持的情况下，给机构带来了较大的经济压力。因此，有条件开设医疗机构的养老机构多是公立养老院和高端的私立养老院，收费较高，因此仅能满足少数经济条件好的老人需求。据悉，各地这类"医养结合"型养老机构的收费可高出当地居民人均收入的 1～2 倍甚至更高。

（3）医疗机构与养老机构合作：该模式多由政府统筹规划，推动邻近的养老机构与医疗机构，签订合作协议，由医疗机构上门为养老机构提供服务，并接洽转诊机制，实现医疗卫生与长期照护服务的融合与传递。该模式实属相互取长补短下带来老年人医疗卫生与长期照护服务的连续性，能够解决养老机构入住老人的医疗卫生服务需求，还有能满足医院出院老人过渡期的临床护理需求。养老机构借助医疗机构还能升级医疗功能。合作服务的开展形式可谓灵活多样。

然而,该模式同样存在高额费用门槛,老年人无力承担费用,公平性难以保证的问题。合作进展顺利的多为大型医疗机构和高端养老机构,收费较高,带来服务利用的不公平。而基层医疗机构和中低端养老机构的合作,由于医疗机构设施简陋,服务能力有限,以及制度协调与人员管理方面的制约,实难满足其对高质量医疗卫生服务的需求。此外,几乎没有利润使得医疗机构动力不足,热情不高。此外,由于缺乏有效的约束制度和利益协调机制不健全,签约合作服务没有任何法律保障与制约,存在签约合作流于形式和随时被一方中止的可能,可持续性难以确保。同时政府的多头管理带来责任界限的模糊,最终影响的还是老年人的利益。

综上所述,以上 3 种医养结合的实践路径,都是对构建医养结合服务的模式的大胆尝试。然而,医养结合模式的进展与推广可谓困难重重。

2. 社区卫生服务中心能力有限,签约服务项目有限,积极性不强

上海市也积极倡导和开展医养结合相关工作,支持养老机构内设医疗机构的发展;尝试搭建以社区卫生服务中心为平台,鼓励养老服务机构与社区卫生服务中心签约,为有需求的机构、社区和居家老年人提供基本医疗护理服务,以缓解机构、社区和居家住养老年人的基本医疗护理服务供需矛盾突出的现状。

本研究调查显示 2014 年年底,在 239 家社区卫生服务中心中,有 144 家已与养老院或日托所签订合作服务协议(占 60.25%),如表 2‑13 所示。上海市卫生和计划生育委员会最新数据则又一次数据刷新,2016 年年底,全市养老机构 100% 完成与辖区内的社区卫生服务中心签约,日间照护机构的签约率达到约 70%。

表 2‑13 2015 年不同类型社区卫生服务中心与养老机构及日托所签约服务开展现状

机构类别	与养老院或日托所签约		与养老院签约		与日托所签约	
	机构数/家	签约率/%	机构数/家	签约率/%	机构数/家	签约率/%
非冠名社区卫生服务中心	112	58.33	105	54.69	36	18.75
冠名社区卫生服务中心	32	68.09	32	68.09	10	21.28
合计	144	60.25	137	57.32	46	19.25

　　然而,由于医养结合相关政策尚处萌芽期,配套措施尚未建立与完善,现实推进中阻碍重重。为了明确签约服务顺利开展的阻碍因素,进一步调查发现,制约签约服务的 4 类主要原因:①人力资源短缺和专业人力缺乏;②服务规范不健全,存在安全隐患与纠纷:如养老机构开展医疗、护理服务存在一定的医疗安全和技术风险,养老机构开展医疗、护理服务不符合医生执业规范,存在法律风险;③补偿机制不健全,服务收入缺乏规范,签约乏力,如向养老机构提供服务是否可以收费,因签约增加的收入是否可以划归至社区卫生服务中心所有,尚未有相关政策做出明确规定等;④目前,一些服务项目尚缺乏收费标准,如出诊的护理服务收费标准缺乏。具体的提及频数与排序如表 2‑14 所示。从各机构提及的频率来看,社区卫生服务中心人力资源短缺和专业人力缺乏成为首要阻碍因素。

表 2‑14　2015 年社区卫生服务中心阻碍签约服务的原因提及频数及排序

原因分类	养老机构		日托所		合计	
	提及频数	序位	提及频数	序位	提及频数	序位
人力资源短缺,专业人力缺乏	8	1	7	1	15	1
服务规范不健全,存在安全隐患与纠纷	8	1	3	3	11	2
补偿机制不健全,服务收入缺乏规范,签约乏力	5	3	4	2	9	3
签约服务项目缺乏明确收费标准	2	4	1	4	3	4
合计	23	—	15	—	38	

注:"—"表示无数据

　　此外,结合养老机构管理者的焦点小组讨论发现,慢性病等疾病稳定期随访与管理、健康体检、健康咨询与教育成为社区卫生服务中心与养老机构签约开展率排位前三的服务项目,其次是简易门诊;对于养老机构提出的对服务能力要求更高检验与化验服务,以及专业的技术指导与培训服务,目前的签约服务还无法覆盖。

　　如表 2‑15 所示,各老年护理机构在向养老机构或日托所提供服务时,超过半数以上机构以无任何报酬的形式提供服务。以无报酬形式向养老机构和日托所提供服务的机构分别占 55.63% 和 72.50%;其次为按服务量支付,比例占 22.54% 和 7.50%。

表 2‑15　2015 年社区卫生服务中心向养老机构和日托所提供服务报酬的支付方式

机构类型	支付形式	冠名的社区卫生服务中心		非冠名的社区卫生服务中心		合计	
		机构数/家	构成/%	机构数/家	构成/%	机构数/家	构成/%
养老机构	无任何报酬	15	44.12	64	59.26	79	55.63
	按提供服务量的多少支付	11	32.35	21	19.44	32	22.54
	按出诊的医护人员人头数支付	3	8.82	10	9.26	13	9.15
	按服务项目付费	2	5.88	5	4.63	7	4.93
日托所	无任何报酬	6	60.00	23	76.67	29	72.50
	按提供服务量的多少支付	1	10.00	2	6.67	3	7.50
	按出诊的医护人员人头数支付	1	10.00	2	6.67	3	7.50
	按服务项目付费	0	0.00	2	6.67	2	5.00

　　与养老机构提供签约服务无疑增加了老年护理机构的服务压力,而无报酬的签约服务形式严重影响签约服务的积极性,成为导致签约服务不够深入、浮于表面的隐患。

　　综上所述,作为基层的医疗卫生机构,社区卫生服务中心肩负的服务内容较多,职责较为沉重,加之目前多数社区卫生服务中心自身也存在医护人力不足的问题,并非所有的社区卫生服务中心都有充足的人力物力财力来支撑养老机构提供所需的各类医疗卫生服务。加之收费机制的不完整,签约服务并无法为社区卫生服务中心带来应有的人力、物力服务的成本兑付,签约服务的积极性何来之有?

　　2. 养老机构内设医疗机构经济负担重,医护人力不足,服务仅能满足基本需求

　　《规划》提出,届时全市近 700 家养老机构有 139 家开设内设医疗机构(占近 20%);本研究的焦点小组访谈邀请了其中的 6 家有内设医疗机构的养老机构的院长,具体的机构名录入表 2‑16 所示。

表 2 - 16　2015 年焦点小组访谈纳入的有内设医疗机构的养老院名录

有内设医疗机构的养老机构	1. 上海某养老院
	2. 上海某医养企业管理有限公司养老院 1
	3. 上海某企业管理有限公司养老院 2
	4. 某区社会福利院
	5. 某区养老院
	6. 上海市某社会福利院

　　综合多家机构对目前内设医疗机构及其所提供的医疗卫生服务的总体评价,不难得出结论是：内设医疗机构的服务功能与服务水平均有较大的限制,仅能满足老年人就医的基本需求。目前,有内设医疗机构的养老机构面临的一个严峻且窘迫的普遍问题便是医护人员,尤其是医生与专业技术人员的紧缺与招募问题。上海兰公馆养老院张莉颖院长(本科,从事老龄工作 7 年)和申新养老院的刘柱院长(大专,从事老龄工作 16 年)表示,目前医护人员尤其是医生的招募问题日益严峻,加之医护人员不断流失的现实,养老机构内设医疗机构的医护人员问题可谓岌岌可危。并且众多大学毕业的临床医学专业学生由于认为进入养老机构内工作在未来的职业发展上有所束缚,并且在学识增长方面也有较大的限制,多不愿进入养老机构的内设医疗机构工作工作,也使得养老机构陷入招募不利的窘境。此外,专业技术人员,如心电图检查、B超检查与化验人员等的紧缺问题也迫在眉睫,服务人力的缺失与招募不利,使得机构尽管有意愿开展多样化服务,满足老年人需求,也显得"心有余而力不足"。不仅如此,经济压力是每位院长都为之难堪的问题,按照内设医疗机构的相关规章制度进行建设,需要投入大量的人力物力资本,让养老机构背负了经济负担。这一部分负担最终的承担者无非还是入住的老年人。据报道各地区"医养结合"型养老机构的收费一般是当地居民人均收入的 2～3 倍甚至更高。

　　可见,为了制衡严重的医养分离问题,缓解医疗卫生与长期照护服务的供需矛盾,医养结合受到了极大的推崇,进行了积极的探索与实践,然而模式本身的短板存在,以及有效的配套措施的缺失,医护人力的紧缺,无论是签约服务,还是内设医疗机构均未收到预想的效果,对于医养分离之下同时满足老年人的医疗卫生与长期照护服务需求显得心有余而力不足,医养分离难题并未得到有效解决。

第三部分

国内外医养整合性体系的研究与建设进展

一、"健康老龄化"概念的提出、内涵与发展

"健康老龄化"一语最早出现于 1987 年 5 月召开的世界卫生大会。1990 年,在哥本哈根世界老龄大会上世界卫生组织将"健康老龄化"作为对付人口老龄化的一项发展战略。其核心要义是着眼于老龄化的整个过程中老年人的健康问题与医疗保健利用,强调提高大多数老年人的生命质量,尽可能缩短带病生存期,使老年人发挥正常的生理功能,健康地存活到生命的终点。此后的世界性的老年学会议和世界卫生大会都曾多次从各种角度进一步肯定和强调了"健康老龄化"的重要性。2002 年,世界卫生组织在已有的"健康老龄化"的内涵基础上增添了"保障"和"参与"2 个维度,将其上升至"积极老龄化"的政策指导视角。具体来说,即指对老年人个体来说,在整个生命周期中,在机体、社会、经济和心理方面保持良好状态,按照各自的需要、愿望和能力来融入社会和参与社会活动。在他们需要帮助时,确保能有相应的政策保障和友好的环境支持提供所需的保障与安全。

在世界卫生组织"积极老龄化"战略指导下,世界各国积极探索应对人口老龄化及其带来的问题,经过 10 年多年的探索与发展,不少国家已取得显著成就,比如日本建立了独立于医疗保障之外的广覆盖的长期照护保险度以保证其各类老年人医疗与照护服务的可及,德国、荷兰等欧盟国家则注重老年人社会参与水平,构建了老年人宜居社区,开展代际沟通项目等。

随着社会和经济的发展和人口老龄化的加剧,"健康老龄化"的理论研究和实践探索在国外普遍受到重视。得益于坚实的理论研究基础和积极的实践探索,"健康老龄化"的深刻内涵也在不断发展和与时俱进。2015 年,在《关于老龄化与健康的全球报告》中,世界卫生组织在总结各国经验的基础之上,重

新从"健康"这个中心视角出发,客观地审视各国在应对人口老龄化过程中的作用及其存在的问题,又一次发展和升华了"健康老龄化"的实际内涵。《关于老龄化与健康的全球报告》中明确道,"健康老龄化"无法仅仅通过功能或健康的某一水平或阈值进行界定,因为每个老龄个体的生命轨迹都会受到不同经历的影响而随之发生各种不同程度的变化。因而"健康老龄化"的定义更准确的说应该是每个老龄个体健康轨迹逐步改善的过程。在该定义下,影响老年人的健康因素包括两大类:第一类可称为内在能力,是指个体基于基因遗传的个体特征影响的生理与心理健康功能的整合;另一类则可以称之为功能发挥,即可以阐述为使老年人的内在能力与外在环境互动以施展个体功能的过程。这两大维度的改变都会影响每个个体的健康老龄化轨迹。

二、国外研究进展

(一)为实现健康老龄化,不少发达国家已构建了日趋成熟的医养整合性体系

法国是世界上最早进入老龄化社会的国家,早在 1865 年,法国 65 岁及以上老年人口比例就超过了 7%。1890 年,瑞典 65 岁以上人口占总人口比例达到 7%,成为全世界第二个进入人口老龄化的国家。其他西方发达国家也紧跟其后,先后在 20 世纪发生了人口老龄化的现象,英国和德国在 1930 年进入老龄化社会,美国也在 1945 年迈入"老龄化"。在世界人口老龄化的历程中,日本可谓是老龄化速度最快的国家,也是目前世界上老龄化最严重的国家。截至 2050 年,预计全球将有 65 个国家的老龄人口比例超过 30%。

不同发展水平的国家和地区都面临着严重的人口老龄化问题。因此,与积极应对老龄化相关的各方议题及"健康老龄化"理念成为了全世界关注的焦点。

"健康老龄化"一语在国外最早出现于 1987 年 5 月召开的世界卫生工作大会上。1990 年,世界卫生组织在哥本哈根世界老龄大会上把"健康老龄化"作为对付人口老龄化的一项发展战略。此后的世界性老年学会议和世界卫生工作大会也曾从各种角度强调了"健康老龄化"的重要性。随着社会和经济的发展,"健康老龄化"的理论研究和实践探索在国外普遍受到重视。得益于坚实的理论研究基础和积极的实践探索,"健康老龄化"的内涵也在不断与时俱进。在这一理念的指导之下,以满足老年人日益增长的医疗卫生与长期照护需求为出发点,许多发达国家均建立起了以老年人实际需求为中心的医养整合性体系。参考各国医养整合性体系建设的实践框架与功能,在 2015 年的《关于老龄化与健康的全球报告》中,世界卫生组织在总结各国成功实践经

验的基础之上,又一次发展了"健康老龄化"的深刻内涵,指出:应对人口老龄化的关键举措是将老年人的多种需求视为其功能的延续,通过对这些老年人群的具体需求提供支持,使大多数老龄个体都能获得功能发挥的改善,因此需要我们发展以老年人为中心的融合"医疗、照护与环境"的医养整合性体系。可见,国外引用这样的视角来指导医养整合性体系建设的实践经验值得我国借鉴与学习。

依据世界卫生组织 2015 年《关于老龄化与健康的全球报告》提示,参照各国现有体系框架,总结发达国家的成功经验,结合卫生系统与长期照护体系的职能(如管理、筹资、服务提供与资源筹措等),不难总结得出,理想的医养整合性体系离不开以下几个方面的支撑。鉴于医疗卫生体系已较为完善,职能相对完整,而长期照护体系的建设仍处于起步阶段,职能相对不完善。因此,下述 4 个方面支撑的总结主要围绕医养整合性体系建设中需要加强且独特的部分:一是同时覆盖医疗卫生体系与长期照护体系的整合性体系框架,这是医养整合性体系的坚实基石;二是建立长期照护保险制度,以此解决老年人长期照护服务的筹资与支付问题(医保的筹资与支付已相对成熟,不赘述);三是健全且有序衔接的服务提供体系,以便围绕老年人多层次的需求特点来提供高质量的连贯性服务;相应地,不同服务机构功能的有序衔接与有效发挥还需要统一的需求评估的支撑;四是培养一支可持续性且训练有素的人才队伍,以保证专业人才的持续供应。详细阐述如下。

为了响应全球"健康老龄化"的号召,满足老年人的多层次需求,积极应对老龄化,最早始于 19 世纪 60—70 年代。经过多年的实践,国外发达国家特别是日本、澳大利亚等已经建立起一整套完备的医养整合性体系,逐渐成为人类个体生命周期中的最后一道安全网,也成为整个社会保障体系的最后一道防线。由于篇幅有限,下文不对各个国家的医养整合性体系展开详细介绍,仅根据医养整合性体系的突出特点举例介绍,以证明观点。

1. 体系的有机整合,实现医疗卫生与长期照护体系的有效融合

纵览国外诸多体系建设顺畅有序的国家和地区,在体系架构上,既有像中国一样医疗卫生和长期照护分由民政部和卫生部主管的情况(如中国台湾地区),也有医疗卫生和长期照护融为一体的情况(如澳大利亚),还有早期医疗卫生和长期照护分开管理但后期重新组合、在功能上融为一体的情况(如日本)。不管哪种架构,它们都基本实现了医疗卫生体系与长期照护体系的有效融合与一体化服务,即完成了体系的有机整合。

中国台湾地区自 20 世纪 80 年代后期,开始从顶层设计上着手建立医养整合性体系。该体系由社政和卫政部门协调管理,卫政体系倾向于提供技术性护理部分的医疗卫生服务,而社政体系仅提供长期照护服务,不涉及任何医疗卫生服务。两者相互协调,相互补充,共同完成对老年人的医养照护服务。该体系下有 3 种服务模式,即机构照护、社区照护和居家照护,3 种照护模式以被照顾者为中心进行划分,但不限定和固定服务的提供者。例如,在同一机构中,长期住在其中的老年人可以获得"机构照护",而对于一些仅仅白天被托付于该机构而晚上回家的老年人而言,得到的则为社区照护,对于一直住在家中,由机构派出的医护人员上门服务的被照顾者而言,则可得到居家照护。

在日本,自 1989 年起,经历"黄金计划"与"新黄金计划"之变革,《介护保险法》应运而生,其医养整合性体系一直沿用至今。《介护保险法》实施之前,该体系分别由医疗、福利和保健 3 个部门管辖,各制度之间互不衔接,各司其职,老年人必须分开申请福利和卫生服务来满足他们的长期照护需要。《介护保险法》的实施,将 3 个部门进行了整合,形成一体化的整合性体系。这一整合性体系的管理主体采用地方性主义,由市町村通过介护服务主要管理,中央政府和都道府县只是对市町村提供财政及行政方面的支援。为了满足老年人的实际需求,该体系更是根据每类长期照护服务机构的服务对象和服务内容,对各机构的各类医护人员配置要求进行了明文规定,因而从机构层面上实现了医疗卫生与长期照护的功能融合、资源整合,以及服务的连贯统一。如草加市,对于病情比较重老年人应特别照护,老人院规定配备医师 1 名,营养师与康复治疗师至少 1 名,护士与护理员的配置则根据实际入住老人的数量,按照1∶6 的比例配置;照护老人保健院以老年人最终回归家庭为目的,为其提供相应的康复训练。这类养老院被要求每设置 100 张病床必须至少配置护士 9 名,康复治疗师 1 名,营养师 1 名,照护员 25 名;照护疗养型保健院可提供老年人改善身心功能、预防障碍的康复训练和护理。因此,被要求每设置 100 张床位必须至少配置医生 1 名,营养师 1 名,药剂师 1 名,康复治疗师 1 名,护士和护理员均按照 1∶3～1∶6 的比例配备。

澳大利亚的医养整合性体系由联邦、州和地方的三级政府共同组织和管理。在联邦政府层面,由健康和老年保健部(Department of Health and Aged Care)主管,全面负责老年人的机构照护服务,同时与州政府共同负责社区照护服务,但不承担直接提供服务的任务。该国医养整合性体系中包含了公立医院、居住式照护机构和居家式照护机构。公立医院一般设立社区服务部,服务内容包括老年社区服务和老年家庭服务;或者由医院的老年病科服务的延伸提供院后的康复服务和社区老年服务。居住式照护服务机构包括了护理之家与老年公寓,可向老年人提供连续性护理和治疗等的医疗服务,也可以协助老年人的日常生活服务。居家照护服务机构由社区服务中心、政府机构、私人非营利机构、私人营利机构组成,提供社区老年照护项目、居家延伸护理与居家社区照顾。体系中的三大类机构都同时具有医疗卫生和长期照护的功能。

2. 建立统一的需求评估,明确评估标准,实现服务的按需利用

为了确保医疗卫生与长期照护服务连贯有序,确保医疗卫生与长期照护资源的最大化利用,满足老年人的多层次需求,引导病人合理分流以实现按需利用相应的服务,统一的服务需求评估标准与流程必不可少。

日本长期照护保险实施之前,当地政府雇员对申请人的收入和家庭情况进行评估,决定其是否有资格享受服务。但由于评价标准存在较大的地区性差异,因此评估过程存在主观、武断和不公平等问题。长期照护保险实施后,日本中央政府建立了全国统一的、对所有人都适用的需求评估系统。新标准中不再有关于家庭收入和家庭照护可得性的内容,仅仅关注患者的健康状况。服务需求者提出申请之后,由专职人员进行生理、心理功能评估,包括生理功能、行为能力、精神情况、生活自理程度等,一共为 73 项基本调查以及 12 项特别医疗调查。调查表为全国统一的要介护认定调查表,包括概况调查、基本调查和特别项目调查 3 个方面。同时由医生进行健康状况评估,出具诊断报告。"介乎认定审查委员会(保健医疗福祉专家 5 人左右组成)"对 2 份评估报告进行审查认定,并据此对申请人的护理等级进行评定。

在德国,为了决定是否需要医疗卫生和长期照护服务以及服务的程度,也为了使整个评估过程标准化,其医疗服务部制定了全国性的评估标准来评估申请人所需相应护理等级的服务程度。法定医疗保险医疗审查委员会在个人卫生、饮食营养、行动能力和家务自理能力 4 个方面审查申请人护理需求。如果申请人已经被评估为需要长期照护服务,需有审查委员会继续评估被保人的需求强度,以此来进行护理等级认定。护理等级根据需求强度划为 4 个等级,每个级别都对服务次数与时间进行详细规定。

荷兰于 1967 年通过了关于长期护理的《特别医疗支出法案》。其中规定,受益资格评定在区域评估委员会中进行。区域评估委员会由政策实施者、消费组织、服务提供者、医生、法律项目责任机构和地方政府等方面的代表组成。区域评估委员会负责组建专业评估团队,一般包括护士、社会工作者和老年病医生。如果申请者要求入住护理机构,那还需要经过更进一步评估。

澳大利亚于 20 世纪 80 年代建立统一的评估制度,并于 1997 年将其列入

《老年保健法》。评估由专业的老年护理评估小组（Aged Care Assessment Team，ACAT）来完成，该小组一般都设在国家卫生服务机构内，由老年科医生、护士、社工、物理治疗师和心理治疗师等专业人士组成。

3. "医养结合"，丰富服务内容，衔接服务功能，提供医养整合性服务

构建医养整合性体系一大宗旨就是，服务内容丰富；服务提供形式灵活；服务功能紧密衔接；以形成医养整合性服务，满足老年人各种合理的服务需求。结合多个国家的服务体系不难发现，医养整合性服务一般包含三大类型，即以家庭为平台的居家服务、以社区为平台的社区服务和以专门机构为平台的机构服务，并且3类服务之间灵活切换，真正实现了医疗卫生服务与长期照护服务的有效衔接与整合。

日本通过近30年对老龄化社会的摸索，建立了集疾病护理、预防保健和生活照顾为一体的网络系统，提供"医院-社区护理机构-家庭护理机构"的一条龙服务。服务项目种类繁多，使用功能上突出多元化、标准化，突出了医养整合的特点。服务需求者可根据专业评估和本人意愿选择适合自己的服务类型，享受全方位的医养整合性服务。服务可分为有设施型（表3-1）和窗口型（表3-2）多元化服务。其中窗口型服务是指机构人员深入社区和家庭的服务项目。主要包括家庭医疗、家访护理、家政服务等服务项目。

表3-1　日本医养整合性体系的设施型服务

服务类型	利用对象	服务特色
老年人公寓	因家庭环境、身体状况、住宅等原因不能在家庭生活的生活基本能自理的老年人。个人可选择单人房间，夫妇或亲属关系的老年人可选择双人房间。入住时需与养老机构签订法律契约，交纳一定入住金方可进入； A型：含营养配餐； B型：饮食自理	家庭化的养老服务。老年人公寓是老年人自己的"家"，工作人员充分尊重老年人权利，需征得同意后方可入内；医生和护理人员根据老年人身体状况制订健康管理方案，提供生活支援、康复训练、医院就诊及健康咨询等服务，并定期为老年人组织社会公益活动和娱乐活动
老年康复保健	对因疾病导致的身体活动受限的老年人进行治疗、护理和康复训练，通过有计划的康复训练，防止身体功能退化而进入卧床状态，预防老年性痴呆的发生和恶化	老年病医院和养老机构内设有康复保健区。重点突出康复特色，除常规医疗、护理、养护服务外，提供预防性、治疗性和恢复性康复。设有物理疗法（PT）、作业疗法（OT）、言语功能训练（ST）、ADL功能训练及康复心理咨询等

（续表）

服务类型	利用对象	服务特色
老年人特别养护	身体或精神上有显著障碍以致生活不能自理或不能完全自理者,可入住特别养护区,得到长期和全面生活照顾	设有抢救室、观察室、静养室。根据老年人具体情况制订护理计划,安排饮食起居,提供身体的清洁、洗发、烹调、洗涤、购物等服务,进行康复锻炼、指导等
老年病病房	为患慢性疾病或病程稳定期的老年人进行治疗和护理	一般养老机构内都设有老年病病房,经医生诊断、同意后,可在老年病病房接受诊疗和护理。病房配有全科医生和护士
静养关怀	经本人和家属同意,愿在养老机构的静养关怀区完成临终关怀者。需办理有关手续	工作人员要尊重老年人的选择,使老年人临终前尽可能安静、少痛苦,有尊严地度过
日间照顾援助	服务对象大多为行动不便、痴呆、身体虚弱,需生活方面护理的老年人。备有接送车,早接晚送。老年人及家属可自由选择2个接送时间档次	常规体检,洗澡更衣、营养配餐、生活指导、康复指导训练、娱乐活动、兴趣小组等;建立联络手册,进行健康管理
日间康复训练	日间康复治疗训练附加照顾援助的一项服务。服务对象为病情稳定期或需常规治疗、护理、康复保健的老年人	备有接送车,早接晚送,建有病历、联络手册。除提供上述"日间照顾援助"服务外,在康复医生和技师的指导下有计划地进行康复治疗和训练
短期入住	养老机构内短期居住。适用于老年人家人外出、患病、体力不支等情况时	利用期间可选择各种长期服务类型,享受常规生活护理及保健医疗、康复训练等服务。原则上利用期限为1天至3个月,>3个月即转为长期入住
痴呆对应型生活小组	9位痴呆老年人（需经医生诊断)和3~4名职员组成的生活小组,以突出家庭意识和引发自理能力、挖掘残存功能为理念	每位老年人都有家庭角色,每天都有作为家庭成员具体任务。形式上很像幼儿玩"过家家"。更突出痴呆进展预防对策,注重个别健康管理、指导及宣教

表3-2　日本医养整合性体系体系的窗口型服务

项目	内容
家庭访问护理	即家政服务,通过养老设施派专业护理服务人员到老年人家中,对卧床不起、机体功能减退以及痴呆老年人进行生活照顾,1小时为1个计时单位。根据老年人及家属的要求,制订护理计划,提供白、夜间服务。主要内容为照顾老年人的饮食起居,包括身体的清洁、洗发、烹调、洗涤、购物、康复锻炼、生活护理方面的宣教等

（续表）

项目	内容
家庭访问医疗护理	即家庭病房,养老设施派专业医务人员到老年人家中,对老年人进行诊疗护理。服务对象是经医生诊为老年慢性病稳定期的老年病人,为其提供治疗、护理、康复服务,并定期与医院联系会诊等事宜
对外援助事业	针对任何有健康和养老问题的老年人,为老年人及其家人着想,全面解决老年人健康和生活方面的需要。如:制订接受养老服务计划,窗口免费咨询,网络电话咨询,公益服务等
咨询指导事业	(1) 面向家属、利用者举办讲习班,讲授简单护理知识和技能; (2) 介绍康复用具经销和租赁中高档康复设备和介护用具。如:电动床、轮椅、康复器械、防压疮波动式气垫、电动浴槽、电动升降式台阶等
家庭设计与装修	承接优化老年人起居的一切室内设计装修。应老年人要求对居室、厕所、浴室进行设计和改造。如无障碍通道设计,扶手、介助器具的安装等

　　澳大利亚的医养整合性服务包括家庭与社区照护服务和机构照护服务。家庭与社区照护服务(HACC)项目产生于 1984 年,它提供老年人以医养整合性服务,以支持老年人、残疾人留在家庭和社区之中。它的服务内容包括家庭护理、日间护理、家庭照料、送餐、协助购买、喘息服务、交通、园艺和家庭维修等,所提供的服务内容甚为广泛。自 2013 年 8 月 1 日起,家庭与社区照护服务扩展,提供的服务类型包括了社区老年保健计划(CACP)、扩展的居家养老服务(EACH)和老年痴呆症居家养老服务(EACHD)。机构照护服务包括了老年公寓(hostels)提供的服务和老年护理院(nursing home)提供的服务。老年公寓的服务对象基本属于"自理老人和介助老人",是以生活照料为主,需要一定医疗保健。向老年人提供住宿和一些支持性服务,如洗衣、清洁、协助老人穿衣、洗澡、就餐等照护服务。老年护理院的服务对象基本属于"介护老人",是以高级别医护照料为主,如医院手术后的照料、临终关怀等,老人大多是一些失去自理能力,有特殊医疗、生理和心理保健需要的。护理院需要配备专业的护理人员,提供不间断的 24 小时服务。

　　4. 建立长期照护保险制度,确保独立的长期照护筹资与支付体系

　　国际上,典型的长期照护体系分为国家保障型照护体系、商业保险型照护体系和社会保险型照护体系。从这几个名称上不难察觉,它们之间最明显的差距就是服务的筹资与支付方式。

　　实行国家保障型长期照护政策的国家主要有瑞典、英国、爱尔兰、俄罗斯以及其他部分北欧和东欧国家。这一模式采用普遍性的筹资体系,政府以税收为保证,通过大量的财政支出来承担对老年人的长期照护责任,为他们提供多种相关的长期照护服务。资金的来源上,除少量来自社会保险和个人自付外,大部分都来自按比例收取的收入税,再通过财政支出的形式进入长期照护体系中,其中地方税收占总支出的比例在80%~85%,中央占15%~20%。

实施商业保险型照护体系的国家主要有美国、比利时、荷兰、澳大利亚、新西兰等,其中以美国最具代表性。这种模式下费用的筹集与支付由公共保障和商业保险共同承担,但以商业运作模式为主,由商业性保险公司来提供长期照护保险,投保人采取自愿原则,根据自身需求和经济状况来进行选择。

实行社会保险型长期照护体系的国家主要有日本、德国、韩国和墨西哥等,其中以德国和日本最为典型。该体系的筹资与支付主要依赖于长期照护保险。社会保险型长期照护体系采取了权利和义务对等的缴费原则,公民既有缴费义务,又有按照需求得到服务的权利。商业保险型的长期照护体系的筹资主要由个人承担,它体现的是交换公平,是一种经济上的公平,不涉及任何收入转移。笔者将以日本、德国的长期照护保险为例,来介绍这种社会保险型长期照护体系的筹资与支付的具体实施办法。

日本长期照护保险资金主要来自公费和保险费,按社会保险的原则运行。保险对象的护理费用,自己需承担10%,剩下的90%由公费(税收)和保险费承担,其中公费(税收)和保险费各承担50%。公费(税收)的部分,由国家承担25%,都道府县承担12.5%,市町村承担12.5%。社会保险部分包括2个部分:一部分是40~64岁人员按照工资0.9%的比例缴纳保险费,由雇主和雇员平均分担;另一部分是65岁及以上老年人按照月收入支付一定保险费,每月从养老金中扣除。具体的保险费用的缴纳额度由地方政府即保险主设定保险费用额度。鉴于低收入人群可能无力支付保险费、共付费用等,日本还引入安全网(safety net)。低收入人群可以向市政府申请免除保险费和10%的共付费用,也可以向中央政府申请通过公共救助项目(public assistance program)覆盖或者减少机构照护食宿费以及保险费。

日本长期照护保险的给付方式主要以实物给付为主,现金给付为辅。实物给付,即直接向保险对象提供照护服务。现金给付所占比例很小。例如,以现金形式资助保险对象进行住宅改建、医疗辅助用具购买,家庭成员服务补偿等。由于担心部分家庭只看重现金,忽视长期照护服务的运用,因此长期照护保险体系更倾向于直接提供照护服务。

德国护理保险资金由国家、雇主以及雇员三方共同筹集。国家承担1/3

以上,剩下的部分由雇主和个人各承担一半。德国健康保险制度规定收入水平决定筹资方式,筹资方式有 2 种,长期照护保险基金保费缴纳和私营保险公司保费缴纳。德国长期护理保险主要有实物给付、现金给付、实物给付和现金给付相结合的混合模式 3 种。现金给付主要用于家庭自行护理,主要采用一次性现金给付方式,被保人根据认定的护理等级直接领取保险金。被保人可以自由选择专业或非专业护理服务提供方,也可以将保险金用于其他方面。但是为了保证家庭自行护理质量,被保人必须请专业护理机构提出专业建议。如果被保人没有此项申请,长期照护保险基金将中断或取消现金保险给付。实物给付主要用于家庭专业护理,在个人卫生、饮食营养、行动、家务自理 4 个方面提供护理服务。服务提供者需得到长期照护保险基金的批准并签订合同。服务量主要根据个人实际需要,护理等级费用限额以及服务时间限定等。混合模式是由实物给付与现金给付相结合。如果被保人的实物给付服务没有用完,剩余服务量可以按一定比例支付现金。

不同筹资与支付方式各有利弊。国家保障型保险制度的筹资与支付方式有助于覆盖率与公平性的提高,但它可能造成公共财政支出的日益膨胀,影响人们在其他方面权利的实现,而且其普遍性的收益方式也未体现出资金使用的效率及其针对性。商业保险型保障制度相对而言覆盖范围小,体现经济上公平,却以实现社会公平,微观效率高而宏观效率低。社会保险型长期照护模式采取了权利和义务对等的缴费原则,公民既有缴费义务,又有按照需求得到服务的权利。虽然覆盖范围上有所限制,但缴费者权利平等程度较高。由于存在费用遏制的机制,因此既做到了尽可能广覆盖,又做到了收支平衡略有结余,宏观效率和微观效率都较高。

鉴于我国已有的社会医疗保险制度与养老保险制度均采用了社会保险型的筹资与支付方式,同时通过综合分析以上 3 种类型体系与现实条件不难发现,社会保险为主体、商业保险为补充的长期照护体系是目前适合我国实际国情的。

5. 长期照护与医疗卫生服务的社区化,提高服务可及性

纵观世界各国,凡是老年长期照护体系健全的国家,无一例外对社区的利用都非常充分,效果也是十分显著。以下以英国、中国香港特别行政区和澳大利亚为例展开综述。

1958 年,英国卫生部长格里菲斯提出,"对老人而言,最佳的地方就是自己的家,必要时可透过社区照顾来协助老年人度过晚年"。在该理念的引导下,英国政府从 20 世纪 50 年代后期开始逐渐推行社区护理养老模式,并相继颁

布了 1989 年的福利白皮书和 1990 年的国家健康服务与社区照顾法令加以保障。在"去机构化"趋势下,以社区为基础的老年长期照护机构逐步取代集中性的长期照护机构,成为老年长期照护服务体系的主体。2001 年,英国政府提出针对老年人的以居家养老为主的长期照护体系计划,该计划目的在于为老年人提供公平、高品质及整合性的健康与社会服务。英国推行居家养老是有前提的,是一定要配以社区照护作为补充方式,主张大力发展社区助老服务,从而为居家养老的老年人提供全方位的服务。英国的社区照护包含 3 个层面,一是老年人在自己家中或居住的社区内接受由专业或专门人员提供的服务;二是动员社区内部的人力资源,如初级群体中的家人、亲戚、朋友及志愿者等,运用社区支持体系如非专业或非专门人员志愿地或半有组织地为老年人提供照料和服务;三是连结社区内部的非正式及正式网络为老年人提供最适当的照料和服务。服务绝大部分由非官方的慈善机构通过老年人社区照顾网络发挥作用,由政府相关部门协调管理。社区医生、社区急救站、社区护士、社区心理治疗师、社区物理治疗师和社会工作者都与社区老年护理家机构保持密切的联系并提供服务。

　　受英国的影响,中国香港特别行政区于 20 世纪 70 年代初也引入社区照顾的概念,倡导社会工作者与社区居民互助合作,帮助老年人尽量在社区环境中养老。中国香港特别行政区的每个区都设有老年日间护理中心,也叫托老所,配备多名健康服务员(由社工或义工组成)负责照顾老人的生活,多名护士负责老人的常规治疗,如注射胰岛素,根据医嘱配药发药,药物服用后联系医生等,同时社区医院每周安排康复治疗师到中心进行巡查,评定老人的功能,进行必要的康复指导。中国香港特别行政区老人日间护理中心为体弱的但可以行动的老人提供了日间照顾、护理及社交活动,帮助老人保持身心健康的同时也减少了照顾者的压力。

　　澳大利亚政府强调,联邦和州政府有责任为老年人提供护理,但应尽可能居家或在社区解决,以降低护理成本,节约政府开支,因而澳大利亚政府把发展社区老年人家庭护理作为一项基本卫生保健政策,建立了完善的社区老年照护服务体系,并将老年人的医疗护理、家庭护理和生活照料相对分离又有效衔接。澳大利亚的社区老年照护服务体系可为老年人提供一揽子护理服务计划或项目,包括:老年社区服务包项目(community aged care packages),其服务内容是提供初级护理服务;家庭和社区护理服务项目,提供的服务内容包括家务类服务如清洗、大扫除、洗衣做饭,个人护理类服务如监督锻炼和服药,医疗类服务如定期体检、治疗、联合保健和医疗护理等,社交类服务如制订活动计划、服务计划等;居家延伸护理,其服务内容是为居家老人提供类似于养老院的高级护理服务,其最大的特点是有专业护士参与护理;照护者津贴和暂息服务;面对特殊老人的社区服务项目,如面向农村、边远地区和土著人、岛屿人、非英语背景的老年人的服务,面向退休军人和战争遗孀由退伍军人事务部提供的社区服务项目等。

6. 专业化的医养整合性服务人员与培训计划

一个有活力且可持续性的医养整合性体系,不论是医疗卫生体系还是长期照护体系,在人力资源结构设置上,一定要有明显的人员等级梯度,有明确的职责分工,任务划分明确。此外,对于服务人员应均有相应的资质认证,服务最终通过专业服务人员来提供,因此这些人员的专业程度将很大程度决定了服务的质量。与此同时,配套的职业发展规划与晋升机制将帮助服务体系解决很大一部分的人员问题,使得有源源不断的力量加入长期照护服务的队伍中来。除了增设随工作年限增长而上升的梯级薪酬绩效机制外,还建立了岗位培训机制,为人员提供不断的优质学习和接受正规培训的机会,帮助人员不断提高个人知识、技能与素养的综合实力。

以日本为例,日本医养整合性服务的执业人员主要有照护管理员、保健医疗专业人员、社会福利专业人员以及非专业领域的有关人员。照护管理员站在需要照护者的立场上,不仅要为其选择合适的服务,而且对所提供的服务是否到位、照护小组运营是否顺利起监督作用,并在整个提供服务的单位和部门之间起联络和协调作用。保健医疗专业人员主要由医生、牙科医生、药剂师、看护师(护士)、力学、作业疗法师和语言听觉师组成,主要负责专业照护服务。社会福利专业人员由护理福利师、社会福利师和精神保健福利师、家庭护理援助员等组成,主要负责生活照料服务。

以长期照护服务人员为例,日本将专业人才划分为 5 个等级,即"家访介护员 1 级和 2 级""介护员""介护福祉士"和"介护支援专员"。每个等级必须要经过国家或地区考试,并取得相应的国家资格认证。在人才培养方面,高中毕业经过 2 年共计 1 600～1 800 个学时的专业学习,并经全国统一考试合格取得资格认证后方可从事长期照护工作。典型介护福利科的课程由基础科目、专业科目、实习、特别课程等四大板块构成。为确保长期照护服务行业人力资源的稳定与发展和服务人员的积极性,日本政府提出了三大措施。第一是提高待遇、改善劳动环境。在提高工资的基础上,国家设立"介护员待遇改善补助金",由国家预算出资直接补贴给介护员,同时对改善介护员劳动环境的单位给予奖励。第二是要求提供养老服务的单位要为员工提供培训和职业生涯规划,保证其服务的积极性和稳定的职业前景。第三是促进人才对养老服务行业的参与,鼓励参与养老服务,不允许单位聘用没有工作经验的劳动者,为社会其他行业的员工提供养老服务培训。

中国台湾地区老年长期照护团队一般由医师、护理师、物理(职能治疗师)、营养师、药师、社工、照顾服务员以及照顾管理专员、督导等组成。护理师约占 25%,照顾服务员约占 60%。医师一般由家庭医学科、老年医学科或安宁缓和医学专科医师担任。主要负责健康照护、整合性个人健康照顾模式、健康风险评估、疾病预防、健康促进等。护理师是老年护理人员的重要组成部分,一般由参加长期照护专业人力培训并获长照人员证书的护理师或护士担任。照顾服务员是老年护理的中坚力量,提供长期而持续的照护服务。主要负责喂食老人三餐、生活起居照护,包括洗澡、换衣物、协助处理排泄、更换床单、寝具,并维持老人本身、床位以及生活周遭环境的清洁,协助老人进行复健治疗等。照顾管理专员和督导为该体系管理中心的工作人员,主要负责需求评估、资格审定、照顾计划拟定以及质量管控等。一般为社工师、护理师、职能治疗师、物理治疗师、医师、营养师、药师等具有 2 年以上相关照护工作经验的长期照顾相关专业人员。

为应对长期照顾需求的日益增长,培养长期照护专业人员,对从事长期照护的人员开展长期照护专业人力培训课程。共分为 Level Ⅰ 共同课程、Level Ⅱ 专业课程和 Level Ⅲ 整合性课程 3 个阶段。Level Ⅰ 共同课程以使长照领域之人员能先具备长照基本知能,发展设计以基础、广泛之长照理念为主。训练对象以具备各类相关专业证照者为主,包含医师、护理人员、物理治疗人员、职能治疗人员、营养师、药剂人员、社工师及临床心理师、听力及语言人员等。Level Ⅱ 专业课程因应各专业课程需求不同且列入服务领域考虑,各专业领域各自定义出应训练时数,再依大方向规划原则,分别制订细项课程,发展个别专业领域之长照课程,强调专业照护能力。Level Ⅲ 整合性课程在重视团队工作及服务质量增进的前提下,如何与其他专业人员适时合作沟通相当重要,课程设计以强化跨专业及整合能力为主。

(二)国外日趋完善的医养整合性体系催生了大量多视角的深层次研究

国外发达国家对医养整合性体系的研究随着实践的进展而逐步深入,19世纪 60—70 年代开始聚焦长期照护和老人医疗卫生服务及其内容,研究逐步聚焦并将需要老年人提供的整合性服务界定为:为身心功能障碍、生活不能自理的老年人提供医疗护理、生活照料及情绪支持等长期的连续性、综合性照顾服务,服务内容涵盖医疗、个人生活以及社会服务等领域,包括预防、诊断、治疗、康复和社会支持等各个方面，是结合医疗卫生服务和生活照护于一体的连续性、一体化服务。

20 世纪 90 年代以来，各国面临经济困难使得公共赤字和结构性失业问题成为关注的焦点，于是医养整合性服务改革的重点转向控制支出、提高服务效率和用于更急迫的需要上。同时，面对不断增加的服务费用日益加重政府的财政负担，人们意识到正"面临着一个相当严重的问题，即如何使长期照护服务从医疗卫生服务体系独立出来，如何为长期护理服务独立筹资，以及使用什么方式进行补偿，以减少对技术性要求较大的医疗卫生资源的浪费。"正是基于这一问题，美国在 20 世纪 70 年代研究并开发了长期护理保险；而日本也于 1997 年 12 月研制了《护理保险法》，并于 2000 年 4 月 1 日正式开始实施全民长期护理保险计划；德国也于 1995 年 1 月 1 日，正式实施《护理保险法》与护理保险。

在体系建设方面，最初国外研究关注的重点是长期护理服务需求发展趋势及其满足，经济发达国家已纷纷采取相应的措施积极应对，OECD 国家开始了系列研究，尤其是针对健康护理费用支出的增长与人口老龄化的关系及其应对策略。

经过多年的实践，国外发达国家已经建立起一整套完备的医养整合性体系，在实际运用中也取得了较好的效果。因此，如何建设一个一体化的医养整合性体系，提供老年人需要的各类服务不再是国外研究关注的焦点，而是逐渐转向体系完善、优化的各方面的细化研究上来。于是大量的、多视角的更深层次的相关学术研究犹如雨后春笋般涌现，如服务的需求与供应，服务的筹资，护理人员的离职率及影响因素，护理人员的职业压力与职业倦怠，服务质量等。

在服务的需求与利用方面，Guo 和 McGee 指出现有的医养整合性体系的中存在服务不公平性，资金不足与低补偿、过程的繁琐和复杂以及服务提供者的培训不足和低收入都对服务质量产生了影响，因此需要改革来提高服务的质量和服务的成本效率。不仅如此，Yamauchi 采用非参数前言方法，将服务提供的成本-效益划分为技术效率、配置效率和价格效率后，研究指出区域性的服务提供的效率可以通过服务质量的提高和资源配置管理来提高。Kim 等通过研究发现家庭照护者（family care giver）的存在、类型以及个人性格与特征会对老年人做出是否选择进行机构接受服务以及接受居家服务的决定产生重要影响。Park 利用安德森模型研究指出自评健康为良好、好和非常好的老人，无受限制性活动的老人、有一定程度残疾的老人和收到保险覆盖的老人更可能利用医疗卫生和长期照护服务。

医养整合性体系的护理人员的缺乏一方面是由于人员补充的不足,另一方面是由于人员的大量离职。于是,护理人员的离职状况以及影响护理人员去留的关键因素引起国外研究者的关注。McGilton 等指出医养整合性体系中,医疗卫生体系中的执业护士与长期照护体系中的执业护理人员的离职率越来越高,通过研究发现工作环境,包括自主与专业控制能力,人力物力的不足,以及管理者缺乏领导能力与对护理工作的支持是影响护理人员做出留任决定一个突出因素影响。促进护理人员留任意愿的因素包括与服务对象和同事的良好关系、学习和专业深造的机会等。此外,个人和生活实际情况,例如婚姻状况和资历等也是被纳入考虑的条件。Butler 等则对家庭照护护理人员的工作任期的影响因素进行了研究后,指出自身年龄更大、生活在乡村、身体功能较差、更高的工资、更大的工作自主性和对个人成就感更低频率的感知都将对护理人员工作任期的延长起积极作用。

由于老年人的医养整合性服务由非正式照护者和专业医护人员共同承担,因此 Stephan 等认为非正式照护者配合专业医护人员形成有效协作对服务十分重要,研究发现信息传递充分,职责明确,动机和目标明确,与专业医护人员之间良好的个人关系等因素都将促进非正式照护者对专业医护人员的配合与协作;而外部因素,如快速人员流动,接触时间少和 2 类人员之间的经济竞争则是良好协作的不安因素。

医养整合性体系中的护理人员被认为有相当程度的职业压力和职业倦怠。Woodhead 等利用工作需求-资源模型,研究发现较大的职业压力导致情感衰竭、去人格化和失效感。对来自上级领导、朋友或家庭成员的支持,个人价值的自我认识和深造的机会处理不当,将导致情感衰竭和失效感。要减少护理人员的职业倦怠,要从工作压力和社会支持入手采取干预措施。Chu 等描述在机构护理人员的离职与组织因素包括领导的做法和行为、监管支持、职业倦怠、工作满意度和工作环境满意度之间的关系。研究发现领导的实践与管理者的离职对护士的离职产生很重要的影响。

在长期照护的筹资方面,早期有学者就各自国家的长期护理保障模式进行比较和探讨:Strake 分析了德国长期护理保险的特点和发展情况;Karlsson则对日本、德国、瑞士、英国、美国的长期护理保险制度进行了比较和评价,并以此为基础为英国的长期护理保险发展提出了建议。近几年,在筹资领域的相关研究通过引入先进的理论和模型等来探索社会多方关注的深入议题。如Costa-Font 等在研究中将公共机构层面上的长期照护筹资区别和划分为 2

类。第一类为事前机制，即筹资发生在需求产生之前，如保险；第二类为事后机制，即筹资发生在需求产生之后，如公共部门和家庭的支付，并运用收集到的各个国家的数据，以确定 2 种类型的筹资是否相互补充或替代。研究结果发现这 2 种筹资机制是相互替代的。Favreault 等在研究中指出受目前的政策驱使，美国的老年人需要用现金支付近乎一半的长期照护费用。由于高成本和不确定性，很少人选择购买商业长期护理保险或是节省资金来全额支付，并最终选择投靠"医疗求助"。为了展示政策变化可能会扩大保险在筹资中的作用，研究者模拟了一些新的保险，包括其相应的强制性、自愿性和补贴等，并区分了各个备选方案的重要差异，突出相关的权衡供政策制定者参考。研究结果显示，如果政策的主要目的是显著增加保险的覆盖率，强制性筹资是更好的选择。

在服务质量方面的，Mihaljevic 和 Howard 在研究中指出通过最大化长期照护服务提供者之间跨学科培训与沟通来提高服务质量对满足美国联邦卫生保健改革的目标至关重要。研究结果提示通过跨学科培训，完善需求评估、档案记录与服务提供者之间的沟通，可以提高服务质量，防止可避免的再住院发生。Lin 等在研究中指出长期照护服务者对老年人的积极态度能够促使他们提供高质量的服务。由于超越老化（gerotranscendence）理论可以帮助老年人在发展更为成熟和理智的心态。因此，接受了超越老化理论教育与培训的照护服务提供者可以将其应用到照护老年人中来提高服务质量。

综上所述，国外经过近 50 年的应对老龄化的实践，形成了较为完善的医养整合性体系。然而，由于国外发达国家与我国在政治体制、经济文化、医疗卫生保障工作等的差异，结合我国研究起步晚、医疗卫生和长期照护分离的现实情况，直接套用发达国家的相关研究成果是不现实的。国外学者的研究已形成了完备的方法体系和研究框架，可为我国相关研究提供参考。最新的国外研究的焦点提示，这些方面的研究将随着医养整合性体系的完善与优化，需要不断深入探索的方面，也可为我国的医养整合性体系的建设与完善指明研究方向。

三、国内研究进展

我国对于"健康老龄化"的研究始于 1990 年。1994 年，在卫生部、中国老龄问题全国委员会和中国老年学会联合组织召开的"中国老年保健研讨会"上，邬沧萍教授以"为实现健康的老龄化而努力"为题致开幕词，并于同年发表文章"提倡健康老龄化"。此后,健康老龄化引起了学术界的广泛关注。不仅学术界,"健康老龄化"也引起了政府部门的注意。

　　尽管健康老龄化的理论和实践介绍到我国的时间也不短,我国各级政府、卫生计生部门,特别是老年学会对健康老龄化作了充分肯定,各种类型、各种层次的有关健康老龄化的研讨会这些年几乎没有间断过,但我国健康老龄化进程依然缓慢,以这一理念为指导优化医疗卫生体系,完善长期照护体系,通过服务衔接、功能融合来实现医疗卫生与长期照护一体化的相关研究更是鲜见。2015 年,世界卫生组织最新"健康老龄化"内涵的提出,对于我国而言既是一个机遇,也是一个挑战。机遇一说,是因为这为我国医疗卫生体系和长期照护体系的完善,以及医养整合性体系的搭建提供了指导性的理论基础和视角。挑战一说,是因为目前国内在这一领域的研究视角、深度和广度上都有相当的局限性。

（一）养老视角研究多聚焦长期照护体系,医养整合性体系探索略显不足

　　我国在长期照护方面的研究,严重滞后于国外发达国家。目前,我国长期照护体系并不完善,因此国内研究多围绕如何建立长期照护体系以满足老年人的长期照护服务需求展开。研究仍处于理论探索的初始阶段,侧重于针对该体系的国内现况分析与问题总结、国外经验介绍,由于研究不够系统深入,因而形成的策略能否解决现有问题、助力于我国长期照护体系的建设,更是有待实践的验证。

　　针对国内研究,本文基于文献归纳分析法,使用"长期照护""长期护理""老年护理"和"长期照料"等作为关键词,系统查阅 1993—2015 年中国期刊全文数据库的硕博士论文数据库与核心期刊数据库。通过建立文献评阅数据库,系统评阅后发现,国内长期照护领域研究始于 1993 年,兴起于 2007 年,相关文献发表在卫生管理、护理管理、全科医学等多种类型的期刊或学术论文上。从文献论述方法的具体数据来看,现有长期护理相关领域的研究主要以定性论述为主,定量数据或经严格统计的定量数据较少,说明该领域基于科学研究设计的系统现场或论证的研究较少,已有数据缺少统计分析和深入挖掘。提示现有研究深度较为欠缺,亟需系统深入的研究。这也提示长期照护领域的研究前景较大,如果能通过现场调查得到第一手数据将对研究起到决定性的支撑。

　　系统阅读该领域的文献后发现,目前国内研究聚焦的维度相对有限,研究关注的焦点主要集中于长期照护服务的供需、问题与对策研究;长期照护体系的现状、问题与构建策略;长期照护保险发展模式与制度构建以及国外成功案例的分析与借鉴等。

彭佳平、王慧、刘鹏宇、张丽雅分别通过对上海市、长沙市、北京市和厦门市长期照护服务的供求现状的分析,总结得出了相类似的结果,服务供需失衡,服务费用造成较重的个人和社会经济负担,缺乏需求评估制度与标准,照护资源的区域分布不平衡,服务人才队伍缺乏等是长期照护体系面对几大难题。针对现存的众多问题,各位研究者都积极献计献策,上述几位以及罗小华、胡双燕等的策略可以归纳出共同的方向,包括加快长期照护制度的构建,丰富长期照护服务的内容与方式,提升服务质量,培育专业化的人才队伍,建立长期照护保险等。

赵蓓蓓、童悦、夏伟伟、张斌和李明等选择针对长期照护体系的发展现状进行了研究,不仅挖掘了体系存在问题,还针对体系建设的体系建设的人力资源、服务供应、服务质量监督、需求评估、长期保险的筹资与支付、制度法规等多方面提出了策略与建议。

针对长期照护保险板块的研究,从我国长期照护保险的市场需求与市场潜力、适合国情的发展模式的选择、长期照护保险制度的构建等。王岩梅和石磊从我国目前人口老龄化、疾病谱变化、家庭结构变化等方面阐述了我国实行照护保险的必要性。同时,也分析了实行长期护理保险的不利因素。魏华林和何玉东对我国长期照护保险需求供给市场潜力问题进行了系统性的阐述。研究显示我国长期护理费用支出给全社会带来的经济负担日趋严重,在不考虑制度运行成本的前提下,建立长期护理保险模式分散风险在筹资机制上具有可行性。张瑞在研究指出我国应尽快建立制度型长期照护保险制度,设计保险对象、缴费方式、给付条件、服务提供、机构管理与监督等制度内容,完善照护人员减压系统、护理人员培训系统、家庭护理等相应的政策配套措施。荆涛和谢远涛则基于调查问卷搜集的微观数据,通过建立数学模型来探讨适合我国国情的长期护理保险制度运行模式,并提出纯粹商业长期护理保险模式目前具有可行性,但推行需要一个过程;社会保险为基础、商业保险为补充的针对就业人群的保险模式在特定阶段有存在的必要性;全民强制社会长期照护保险模式虽然长期来看负担过重,但却是最终愿景。刘春霞通过从德国、日本和美国的长期照护保险的实践中提取对我国有建设性的启发,并在前期学者研究的基础上提出我国长期照护保险应采取以社会护理保险为主,商业护理保险为辅的发展模式,同时从法律法规的制定、风险防控机制的构建、护理人员的职业培训、护理等级的设定以及保险费率的厘定等方面着手,去建立和完善我国长期照护保险制度。

不可否认,上述研究成果提供了大量的研究基础。然而,老年人的需求包括了医疗卫生需求与长期照护需求,复杂、多层次而又不可分割。老年人需要的是真正一体化的连续性服务,真正满足老年人多方面需求,助力于老年人健康功能发挥的是医养整合性服务。目前,关于长期照护领域的建设均脱离了老年人的整合性需求。研究没有从医养整合性体系建设的角度,以长期照护体系与医疗卫生系统有效整合、无缝衔接为出发点,来满足老年人的整合性需求,发展和维持老年人健康生活所需的功能发挥为目的。因此,研究存在一定的局限性。

虽然有研究站在建设长期照护体系的角度,从如何满足老年人医疗卫生服务需求的角度,提出了健康老龄化的概念。但是研究仅仅聚焦养老机构与医疗机构之间的合作模式。赵晓芳则对 3 类医养结合的模式,即养老机构开设医疗机构、医疗机构开设养老机构以及医疗机构与养老机构合作分别进行了 SWOT 分析,提出了构建"一个中心、两个依据、三种类型、四个战略"支撑的养老服务战略框架。刘小龙在研究中通过养老机构与医疗机构合作的 SWOT 分析得出,养老机构可借助医疗机构增强其医疗功能,因而倡导将养老资源与医疗资源有效结合的中医药养老服务模式,并提出以居家养老为主,社区家庭养老为依托,养老机构与邻近医疗机构为辅的多层次养老服务模式,从而促进健康老龄化的实现。

综上所述,长期照护领域的研究对于满足老年人的医养整合性需求,构建和完善医养整合性体系的研究鲜见,现有研究视角局限,对于如何实现长期照护体系与医疗卫生体系的有效整合以及功能融合,如何将医疗卫生服务深入社区、居家,以满足 90％以上社区居家老年人的健康需求方面关注甚少,研究系统性和全面性都有待提高。

(二) 医疗卫生体系如何实现健康老龄化的相关研究散在,应对策略显得不足

为了积极应对社会老龄化,倡导医疗卫生体系关注老龄化与社会养老问题,2013 年,国务院颁布的《国务院关于加快发展养老服务业的若干意见》提出了积极推进医疗卫生与养老服务相结合,促进医疗卫生资源进入养老机构、社区和居民家庭。卫生管理部门要支持有条件的养老机构设置医疗机构。医疗机构要积极支持和发展养老服务,有条件的二级以上综合医院应当开设老年病科等要求。

老年人的医疗卫生需求与一般人群有较大的差异。多数老年人患有心脏病、脑血管、糖尿病等多种慢性病,且多种慢性病并存;这同时也意味着以患有慢性病为主的老年人在就医问题上应当以预防、控制和治疗慢性病为主。老年人慢性病的病程较长,疾病负担更重,对医疗卫生服务的依赖性强,需求的时限较长,同时还伴随长期照护服务的需求,这提示医疗卫生服务需要必须与长期照护服务进行有效的融合。此外,依据国家提出的"9073"的养老格局,97％的老年人选择社区和居家养老,可见大部分老年人的需求并非集中于机构,而是散在于社区和家庭中。因此,为了提高老年人医疗卫生服务的可及性,满足老年人的服务需求,医疗卫生服务需要融入居家与社区养老中。那么,各类机构之间的机构衔接与功能融合,人力、物力等资源配置的优化,服务形式的创新与丰富等也需要以老年人的需求为中心,朝着这个方向不断推进。

然而,从医疗卫生体系的完善、优化角度出发,满足机构、社区与居家老年人的复杂的医疗卫生需求的研究并不多。并且这些研究多集中于老年护理学科设置与教学模式优化,以及社区卫生服务中心在满足社区居家老年人医疗服务需求中的作用、现存阻碍与发展策略。

秦生发和吴清爱提出为应对人口老龄化,需要大力发展社区养老和机构养老,培养大批专业护理人才。目前,老年护理教育存在诸多不足,老年护理专业教育要以养老机构和社区为依托,建立教学与实践紧密结合的实习基地,改进老年护理实习的带教模式,提高护理生的实践能力。陈云华和邓杰通过探讨养老社会化视域下老年护理教学的有效模式,提出在养老社会视域下进行教学模式改革,可以提高老年人对养老机构、学生对老年护理教学的满意度,提升护理人员的业务素质和老年护理的教学效果。赵蓉等也从居家养老护理的现状看到了老年护理人才的缺乏,提出设置老年护理专业是护理教育的重要任务,也是培养老年护理专业和管理人才的必由之路。

王霞等在研究中认为无医疗功能的居家养老难以满足老年人的实际需求,因而主张将医疗服务融入居家养老。并从居家养老的地位、养老机构提供医疗服务不足、居家养老中提供医疗服务优势等方面探讨医疗卫生服务融入居家养老的必要性;从政策环境的可行性、传统文化观念的可接受性、基层卫生资源的可获得性以及根据现有基本情况借鉴国内外经验4个方面分析了可行性。孙亚慧和谢兴伟认为居家养老模式是我国养老服务体系的主体,医疗服务是居家养老服务中重要的内容之一。因此,为推进社区卫生服务机构寻找适合居家养老模式的服务方式,提出了居家养老服务券购买老年医疗服务、在社区卫生服务机构设置居家养老护理员岗位、根据需求不同提供分类服务、与社区平行机构加强合作等服务方式建议。孙秀云主张社区卫生服务是满足居民基本卫生服务需求的最佳方式。通过研究探索了影响社区卫生服务作用发挥的主要因素，并提出了强化社区卫生服务功能，根据老年人的实际需求，拓展服务范围，丰富服务内容，使社区卫生服务机构成为健康管理的平台；建立以全科医师、社区护士、防保人员为主组成的社区卫生服务团队，实行分片包干责任制等建议。曹泓涤则以我国的城市社区卫生服务中心作为研究对象，运用文献考据、分类比较、实地调研等研究方法，探讨社区老年人的就医特征，找到我国在针对老龄化就医需求下对社区卫生服务中心的设计影响。通过案例调研分析发现社区老年人使用与功能配置特征对建筑的影响，探讨我国老年人对社区卫生服务中心在社区居家养老的大背景下的优化设计策略。王以新等也赞同社区卫生服务中心要从医疗上为社区居家老人提供便捷，加快社机构发展，把大医院先进的技术和管理经验应用到社区，将出色的人才资源下沉到社区，让群众安心就诊，顺利实现双向转诊。

　　不难发现，为了满足积极实现健康老龄化的需要，满足机构住养老年人和社区居家老人的医疗卫生服务需求方面的研究不仅涉及的范围较为狭窄，研究深度也有较大的延伸空间。现有多数研究仅局限于基层医疗机构与社区的合作，以满足社区居家老人的医疗卫生需求等。从医养整合性体系的角度，明确医疗卫生体系存在不足与问题，围绕现存问题探索发展方向，针对性地研制以满足老年人需求为核心的解决策略方面研究鲜见。可见，这方面还有很大的空缺值得国内研究去填补，亟需科学的研究为医养整合性体系中医疗卫生体系的优化与完善提供理论依据。

（三）"医养结合"探索尚未涉及整合性体系构建、机制运作等层面

　　通过文献的系统查阅，发现医养结合的研究在国内起始于2005年，郭东等对于医养结合形式服务老年人的可行性进行探讨，提出医疗机构和养老机构之间相互独立、自成体系的现状使老年人在健康状态和生活自理能力变化时，不能得到及时、有效、高质的护理，不得不经常往返于家庭、医院和养老机构之间，既耽误治疗、增加费用，也给家属增加了负担。因此，在养老模式的优化过程中，引入新的"医养结合，持续照顾"的理念，才有可能应对我国越来越严重的人口老龄化挑战。

　　此后，医养分离的问题逐渐被研究者所重视，从2005年至今的15年中，研究者围绕医养分离的问题展开多角度的研究，包括对于医养分离问题及其严重性的探讨，解决医养分离问题必要性的论述，其中也不乏对实践中医养结合模式的探索和试点研究，以及促进医养结合的政策建议的探索。随《国务院关于加快发展养老服务业的若干意见》和《国务院关于促进健康服务业

发展的若干意见》2 份文件的颁布，使医养结合的研究于 2013 年迎来一拨高潮。于是，近几年研究热点逐渐从严重性必要性的研究，发展为促进医养结合的政策建议研究，以及时回应我国医疗、养老事业的现实状况和政策实践的需要。

目前，研究者已对医养结合的重要性、必要性进行了较为深入而透彻的探讨，对于"医"与"养"的结合达成普遍的共识，认为：一方面是对医疗卫生体系压力的释放，也是对长期照护体系功能的极大补充，对于形成真正的功能互补、有序发展的医疗养老服务新格局，构建"无缝衔接"养护体系起着重要作用，是深化医疗体制改革的重要举措；另一方面将医疗专业护理的优势与护养机构的社会开放性有机结合，满足人群照护需求的同时，也提高了照护服务的质量，减轻了现代家庭无法提供长期照护的负担，对于维护社会的稳定与和谐有着深远的意义，建立适应老年人健康需求的"医养结合"新型模式是大势所趋。

因此在明确重要性和必要性之后，各地都因地制宜的建立多种路径的试点，实现医疗卫生与长期照护的有效整合。对构建医养结合服务模式的大胆尝试，主要围绕以下 3 种类型进行：①在养老机构中设立医疗机构；②在医疗机构中设立养老服务模式；③养老机构与医疗机构合作。然而，众多研究也指出，以上以机构的融合为基础的医院结合模式在现实推广中遇到诸多问题，包括医疗机构、养老机构的技术水平和管理能力有限，无法适应医养结合模式提出的高要求；医养结合的转型增加运营成本，给自身带来相对沉重的经济负担；正由于医养结合转型的高要求，实现转型的机构集中于高端机构，加剧资源分配的不公平，公益性无法得到保证；从模式运行的角度，由于缺乏有效的约束制度，利益协调机制的不健全，尤其是对于医疗机构而言动力不足，难以保持模式的持续性；保障制度的缺失以及服务项目的界定不清，使得模式运行中存在滥用医疗保险基金的风险等。

基于实践中的诸多困境，研究者也提出一些促进医养整合的政策建议，根据研究者的提及频率由高到低包含以下几类政策建议：①出台资金扶持政策与行业规范制度，引入社会资本；②打破管理分离格局，明确职能定位与服务标准；③建立长期照护保险制度，引导服务利用；④建立需方评估机制，合理利用资源；⑤建立老年护理专业人才教育培训体系，应对需求挑战。

通过必要性和可行性的研究，存在问题与政策建议的一系列研究，不难得出这些政策建议虽然具有针对性，但其制定过程中科学的理论依据较为匮乏，对模式实施的条件、政策实施的逻辑顺序以及配套措施都鲜少进行详实的论证研究。不仅如此,鲜有研究从医养整合性的角度,探索以老年人多层次且复杂需求为核心,同时满足老年人医疗卫生和长期照护服务需求的医养整合性理想体系架构,更鲜有研究深入挖掘我国现有体系存在的问题及其根源,研制标本兼治的可持续解决策略。

(四) 国内多视角的深层次研究脱离医养整合性体系构建的大背景

随着社会老龄化程度的不断加深,国内医养结合的相关政策不断颁布,医养整合性体系领域相关研究的热潮持续不断,由此也引发了研究者对该领域多视角深层次研究的创新探索,如医疗卫生和长期照护的服务需求预测与资源配置,长期照护服务筹资模式的探索,人力资源配置与人员培训情况,以及护理人员的从业意愿、心理压力与负担情况等。

首先来看服务需求预测研究,胡宏伟等运用马尔可夫链方法估算老年健康状态转移概率,同时结合人口预测结果,估算和预测不同年份、不同失能状态老年人的数量,结合全国老年服务调查数据,估算和预测老年护理服务需求。黄霞的研究对上海市的经济发展概况及老年人口对医养整合性服务资源的需求状况进行分析,并从人力、物力以及财力对资源的配置状况进行研究;透过从公平性和效率 2 个方面的综合评价,探索资源配置的影响因素后,得出资源配置存在的问题,并提出完善多重资源配置的对策建议。王晓栋等在研究中应用 Barthel 指数法测算出老年人群生活自理能力评价,建立以生活自理能力评价为基础的老龄化中心城区的老年护理床位的配置测算模型,继而推算整个目标区域床位与人力资源等的配置需求。

张盈华借鉴了经济合作与发展组织(OECD)国家建立"单一制"和"混合制"2 种类型的长期照护制度下不同的政府职责,以及英、美实行符合"自由主义"福利特征的"补缺制"长期照护制度下有限的政府职责,警示我国在建立公共长期照护保险计划必须遵照强制性原则以规避"逆向选择",必须通过保险精算以实现制度内财务平衡,并强调政府的责任重点应放在最弱势老年群体上。梁昊等拟采用曼联方法、减量表模型、多状态马尔可夫模型等测算方法测算不同的定价水平,采用国际劳工组织(International Labor Office, ILO)筹资模型与核密度估计方法、纵向平衡的精算模型来测算保险费率辅以 Kakwani 指数与公平性感知主观评价体系,来选择中国老年人长期照护保险的筹资模式与筹资机制。郭超和陈鹤(2015)以北京市为例,对我国现存的长期护理筹资模式进行剖析;并总结通过调整医疗和养老保障制度等方式为老年人长期护理服务筹集资金这种模式的相关支持政策和财政实现,讨论了这种模式的优缺点和未来的发展。

　　已有的众多研究成果中指出了我国在护理人力方面存在着人力资源不足，人员总体素质不高，以及工作压力大、工作负担重等种种问题，因而针对人力资源方面的相关研究层出不穷。张曙的研究采取工作分析法，明确护理员的包工作时间、工作目标、工作职责、内容、特征等，结合目前的人力资源配置现状及影响因素，形成养老护理员岗位职位说明书，并以此为基础进行定编定员工作。王黎等的多篇研究则采用了测定护理员的工作量的方法来确定护理人力的配置水平和标准。张艾灵等采用问卷调查法分析老年病房护理人力资源的基本情况及老年专科护理知识培训需求情况，发现老年病护理学科发展滞后，护理人员培训需求较大。代国香等采用自行设计的调查问卷，对目标省份的部分三级临床医院、社区卫生服务机构及养老院的几百名护理人员进行调查。了解护理人员对相关专业培训需求情况。

　　有关护理人员的心理健康状况，工作压力以及工作负担方面的研究，受到了国内众多研究者的关注。戴付敏等研究分析了一般个人特征、临床经历及认知、自评健康、老年人态度量表（KAOP）评分、老化知识量表（FAQ）评分、职业认同量表评分中哪些是高年资护士从事老年长期照护服务意愿的影响因素，并提出了吸引和鼓励高年资护士加入老年长期照护服务行列以弥补该领域护理人员的空缺。付敏红和吴丹在研究中指出养老机构护理人员的心理压力主要来源于工作，影响因素主要有经济收入低、工作负荷重、社会地位低、个人认知不足等，并提出通过增强养老护理人员的适应能力和工作价值感、提升养老服务工作的社会地位的策略来以此缓解养老护理人员的心理压力。辛程等采用一般资料问卷、Barthel 指数评定量表和自行编制的护理人员照顾者负担量表，研究得出养老院失能老人照顾者普遍存在负担，影响养老院护理员负担的因素有失能老人生活能力、照顾失能老人的数量、轮休时间安排及累积培训时间，并提倡床护比，加强护理员的技能培训，最重要的是要改善工作时间安排。

　　相比于国外的相关研究，国内研究在护理人员领域的研究鲜见关于护理人员工作态度、工作及工作环境满意度的研究，尤其是国外目前关注的热点问题，护理人员离职率及影响因素的深入研究，国内目前还处于空白阶段。不仅如此，目前关于服务质量、长期照护服务支付方面的深度研究在国内也是鲜见。可以预见，在不久的将来在这几个目前几乎空白的研究方向上将会涌现出越来越多的深入研究。

　　然而，由于我国现有医疗卫生体系与长期照护体系的不健全，以及两大体系距离形成一个医养整合性体系还可谓"任重而道远"。因此，现阶段仅以医养分离为背景进行的不论是问题分析或是策略研制的研究均存在一定的片面性,并不足以支撑我国医养整合性体系的科学建设。例如,以长期照护服务的需要与供给而言,如果2个体系实现了功能的融合,放在完善的需求评估之下可以实现按需利用医疗卫生服务和长期照护服务,这就需要重新测算医疗卫生服务和长期照护需求。

因而,本研究的一项重要内容是要以健康老龄化背景下的医养整合性体系完善为导向,通过公认理论与方法,从具体技术支撑层面,探索体系优化后的资源配置、利益分配等新格局,以填补国内该领域现阶段的缺失。例如,针对需求与利用方面,可在明确各类老年人对医疗卫生和长期照护服务的实际需求与利用现状,摸底当前我国医疗卫生体系和长期照护体系的资源供给(人员、设备设施、床位等)、服务提供、服务质量、服务结果等,以及供方各关键利益团体的服务意愿等,通过数学模型构建及系统动力学模拟,科学测算与模拟当前需求与供给,以及策略干预后的需求与供给,以配合体系优化建设的配套措施研制。因此,不可否认,目前研究的成果可以为本研究提供一定的借鉴与参考,研究的多种理论与方法可为本研究提供坚实的基础。

第四部分

医养分离下供需矛盾形成机制探索与
医养整合性体系服务模式研制

一、医养分离下供需矛盾形成机制的理论分析

本研究从我国目前医疗卫生体系与长期照护体系建设与发展现状与存在问题切入,梳理已颁布的相关领域政策,系统地文献归纳分析,深入剖析医养分离问题,系统归纳整理医养分离的影响因素,为医养分离形成机制的推导提供重要依据。

(一) 卫生与民政体系独立且分离阻碍老年人服务需求的同时满足

在我国,长期护理服务中的医疗护理服务与生活护理服务分属于卫生系统与民政系统主管。承担服务的机构分别有二级医院和社区卫生服务中心的护理床位、护理院、护理站和门诊部、养老院和社区养老机构等。虽然表面上不同类别机构职责划分明确,但实际运作中,从急性期疾病治疗到单纯的生活护理,各类机构的服务提供存在明显的"交叉",只是医疗性质服务与照料性质服务在护理内容中所占比例高低的不同而已。不同政府部门主管下的各类别服务机构提供连续且梯度化服务的目标尚未完全实现,2 类体系的机构在长期护理服务提供中往往相互独立、自成体系。

有长期照护服务需求的老人多数集生活不能自理与多重疾病傍身于一体,医疗卫生与长期照护服务需求同时产生,难以截然分开,需同时满足,而我国长期照护与医疗卫生服务分别由民政系统和卫生系统单独承担与监管,并非协同合作,一定程度阻碍老年人同时享受到医疗服务及护理服务。

(二) 制度层面各类服务机构功能定位不明,机构管理自成一派

有研究者曾提出功能定位是老年护理资源整合的前提。然而目前我国各类服务机构之间功能界定并不清晰,国家与市级层面至今仍然没有系统全面

的对于各类提供老年长期护理服务机构功能、服务标准以及服务过程规范的政策文件出台。

通过国家层面与上海市的相关政策的系统梳理,不难发现,无论是卫生系统,还是民政系统下现有政策体系对于各类老年医疗护理机构的功能定位及服务内容和标准的规范可谓基本空白。已有的笼统宽泛性介绍也是蜻蜓点水般的,并未切实结合服务需方的功能需要进行细化,可操作性欠缺,以至综合医院、康复院、护理院、敬老院和社区护理之间没有形成差别化、清晰的功能定位,服务对象相互交叉重叠,实际操作中各级各类机构无法设立统一的服务规范或标准,服务秩序混乱,不同机构之间的功能难以有效衔接。于是诸多机构自力更生,根据自身的方式、特色与需要,自成一派地进行管理。

有研究对上海市老年护理院、养老机构和居家养老服务 3 类老年护理服务机构的调查发现,3 类服务机构对服务对象都有各自参规范、分级标准与划分等级。老年护理院执行《综合医院分级护理指导原则(试行)》,依据疾病严重情况和生活自理能力,划分出 5 个不同等级;养老机构遵照《上海市养老机构管理和服务基本标准(暂行)》,依据老人年龄、生活自理程度、身体状况以及特殊要求,归入 4 个等级;居家养老服务则对申请政府补贴的老年人,综合生活自理能力、认知能力、情绪行为和视觉能力 4 个方面的评估结果,分出 4 个照护等级。由此揭示了不同类型与不同级别老年护理服务机构的纵横双向的界限模糊,这更加反向地进一步模糊化原本已无法理清的机构功能定位。

(三) 统一需求评估的缺失无法约束认知模糊老人的自由选择

发达国家的先行成功经验证实,面对有限的医疗卫生与长期照护资源,建立需求评估体系,科学评估服务需求,有利于优先分配资源给最需要的对象,并切实指导服务提供的科学化与规范化。因此,政府层面需要制定一个统一的、科学的、切合可行的需求评估机制,作为服务提供的基础与引导,对需方进行合理的服务引导。统一的需求评估可以帮助精准、科学地识别老年人的实际的服务需求,包括有何种需求以及需求的程度如何,有助于制定服务提供的游戏规则和避免违规现象的频繁发生。贴合现在医疗护理床位"一床难求"的现实问题来说,需求评估的重要落点之一是要明确特定老人有无必要进入医疗护理机构,还是照护机构,需要接受何种级别的护理服务,保证满足真正有需要老年人的护理需求,并反馈无需求老年人接受社区和居家服务,控制住院护理、合理利用有限的医疗卫生资源。

　　然而实践中,不同类型机构间功能界定模糊不清,管理标准各执一词,加上统一需求评估姗姗来迟,使得老年护理机构处于了"被选择"的尴尬境地。加之老年人本身由于自身专业知识的缺乏,对老年护理服务的利用和对护理服务机构的选择存在基本的认知误区,大多数时候处于安全性的考虑倾向于选择能够提供医疗照护服务的机构入住。这种认知和选择方面的模糊与误区,加上需求评估引导服务利用的缺失,体系建设缺陷让出的选择权,使得老年人的选择自由膨胀。

(四) 缺乏统一的出入院标准,有机转诊障碍重重

　　除了功能定位不明、分级管理混乱之外,需求评估缺失带来了与之相对应的不同机构功能衔接相配套的全市统一出入院标准仍然尚不明确。针对出入院标准缺失的问题,有研究曾经对 96 家明确提供老年护理服务的机构详细调查发现,所有机构中仅有 10 家机构有明确出入院标准,且均为机构内部制订。这些入院标准均为含糊其辞的定性描述,并不具体指标来评价和对应患者具体的护理服务种类和数量。出院标准中"病情变化(治愈、好转、恶化等)和生活基本自理"成为唯一的"指标"。

　　全市统一需求评估缺失使得统一出入院标准的"难产"。这一方面将势必导致部分医疗机构在收治病人时,无以参照且模棱两可,劝说病人出院时无以凭借,无法限制病人对护理资源的使用,长期压床问题越演越烈;另一方面这也使得不同类型与等级的机构之间难以通过出入院标准的衔接,实现有机转诊。阻碍有需求老人医疗护理服务利用的同时,也给不再需要非医疗护理需求的老年人长期占用医疗卫生资源的可乘之机。增加医保经费支出,扰乱了医疗卫生资源的有效利用,加重了有限医疗卫生资源的负担的同时,闲置了养老资源,带来激化矛盾的又一诱因。

(五) 长期照护服务保障的不健全引发利益诱导,供需矛盾升级

　　医疗保障政策,不仅减轻了老年人医疗卫生服务的费用负担,也一并地覆盖了医疗卫生机构因接受生活照料所需而产生的费用,极大地降低了老年人的经济负担。医疗保险共付带来的相对价格下降,经济利益形成的诱导,给了老年人想设法入住医疗卫生机构一个充分的理由,可以在接受医保保障,减少服务费用支付的同时,享受高质量的专业服务。如此"价廉物美",这个选择的结果是显然的。加之需求评估缺失带来的服务利用导向不明和服务选择不受约束,机构的功能定位不清又无法化解老年人的认知误区。如此,老年人在选择老年护理服务机构时自然倾向于能够报销的医疗护理服务机构。医疗资源本身有效,非老年医疗护理对象的不合理占用,致使具有服务需求的对象却无法入住。老年医疗护理资源无法实现合理分配,引发了老年人群的卫生服务利用及健康的不利影响,激起了社会不公的严重代价。

二、医养分离问题及供需矛盾演化的形成机制推导

目前,上海市长期照护体系不健全,医疗卫生体系主动适应"老龄化"趋势的转化与行动滞后,医疗卫生体系与长期照护体系之间的有效衔接机制"难产",引发了资源分配不公,服务利用错位的矛盾,老年人日益增长的老年护理服务需求难以满足,供需失衡问题突出。依据上文的影响因素归纳分析可见,老年护理服务体系功能混乱,医疗护理机构一床难求与养老机构床位相对闲置并存现象有着深层次的政策和实践成因。

无论是单独医疗卫生体系,抑或是医养整合性体系,其运作规律均如出一辙。按照现代医疗保险系统理论,国内众多学者对医疗卫生系统的相关利益者的剖析结果,可以得出,卫生体系的主要利益相关者无非可有以下四大类:①政府部门;②服务需方;③服务供方,即各类医疗机构或药品销售机构;④第三方支付机构。与现代医疗保险系统下的四方完全一致。因此,研究以现代医疗保险系统理论为指导,通过四方利益相关者之间两两关系及其影响因素的分析,结合上文的分析结果,即可推导医养分离问题及供需矛盾演化的形成机制,如图 4‑1 所示。

(一) 政府与其他三方的机制推导

依据现代医疗保险系统理论,政府与其余三方之间的关系,简单来说就是管理与控制。然而无论对哪一方,管理与控制都不能说是到位的。

首先,在政府自身层面,民政与卫生两大体系之间相互独立,各司其职;如若存在有效的机制将两大体系相互无缝衔接,2 类机构的功能定位及服务提供,以及需方在 2 类机构之间选择都有序衔接,使得体系的分离不成为阻碍老年人有效服务利用的障碍,体系的分离便不再是问题。然而,顶层设计缺失下,使得这座连接两大体系的"桥梁"迟迟没有建起。

其次,政府与服务需方之间,由于科学有效的统一需求评估标准的空缺,使得需方无法明晰个人的服务需求,同时也放宽了对需方服务选择与最终利用的约束与控制。

再者,政府与服务供方之间,由于政策规范对各类老年护理机构缺乏层级清晰,界限分明的功能划分与明确的功能界定,服务内容与规范无法明晰与细化深入,放宽了机构自我管理的自由,弱化了政府对其的控制,造成了不同机构之间分级管理混乱的同时,出入院标准的缺失,使得在机构层面实现病人的

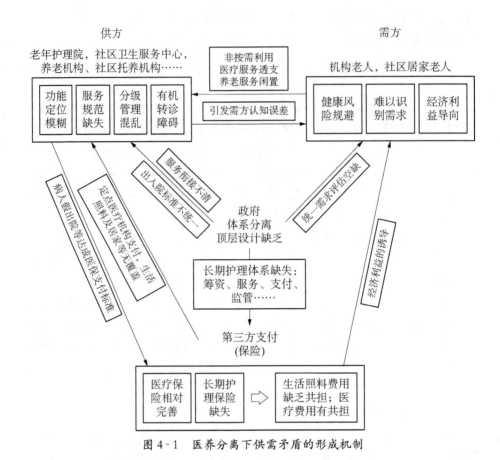

图 4-1　医养分离下供需矛盾的形成机制

合理分流和转诊衔接变得困难重重。

　　然后,政府与第三方保险机构之间,由于政府在长期照护保险制度建立方面的缺失,暂未建立独立且有效的长期照护保险制度,缺乏稳定的筹资机制,没有全面灵活额支付机制等,长期照护服务没有体现相应的社会保障,造成其与医疗保险在服务费用自付部分的较大落差。使得即使部分在试点长期照护保险的地方,也无法真正体现长期照护保险应有的引导需方有序选择服务的作用。

(二) 第三方保险与需方之间的机制推导

　　第三方保险与需方之间的关系表现除开保费缴纳,便是费用的支付。由于医疗保险的相对完善与长期照护保险的缺失,医疗卫生服务的利用由医疗保险进行部分费用的共付,而长期照护服务则需要个人全部承担。自付费用的差异引发经济利益诱导,加之需求评估弱化乃至缺失的管理控制,利益诱导下老年人便自由地选择可以进行医疗服务报销的医疗护理机构,享受所需长期照护服务的同时透支着医保。

(三) 第三方保险与服务供方之间的机制推导

第三方保险与服务供方之间的关系主要表现为确定可为被保险人提供的保险覆盖服务项目、向服务提供者支付费用。医疗保险确定向需方提供的保险覆盖的医疗卫生服务和支付供方医保规定下需方利用的服务的费用。然而长期照护保险制度的空白,机构中提供的生活照料服务并未得到覆盖。加之不同类型的供方机构出入院标准的缺失,各类机构功能无法有效衔接并实现有序转诊,为了能够获得为长期占用床位的老年人提供服务的费用支付,便实施"假出院"来达到医保的费用共付的相关规定,不免显得与压床老人沆瀣一气。

(四) 服务供方与需方之间的机制推导

服务供需双方之间最主要的关系便是服务的提供与利用。服务提供方,包括各类医疗卫生机构与长期照护机构之间,功能定位不清晰,服务内容不明确,加上需方自身的知识缺乏,造成了需方对其的认知偏差。使得老年人难以正确识别各类机构并明确机构服务范围;加之有效的统一需求评估机制缺失,老年人在服务机构选择上有了相对的自由权利,长期照护保险的缺失又加重其经济利益导向,出于自身健康考虑的风险规避,老年人自然选择入住医疗卫生自己机构,并长期占有床位,同时满足其医疗卫生与长期照护服务需求。

综上所述,医养分离下供需矛盾的机制可总结如下:两大体系之间相互独立,各司其职,而连接两大体系的"桥梁"却迟迟没有建起;政策规范对各类老年护理机构缺乏层级清晰,界限分明的功能划分与明确的功能界定,服务内容与规范无法明晰与细化深入,放宽了机构自我管理权限,造成了不同机构之间分级管理的混乱的同时,模糊了老年人对各类机构并明确机构服务范围的认知;有效、统一的需求评估机制缺失使得老人无法明确个人需求,也给了老年人自由选择机构与接收服务的权利;出入院标准缺席带来机构间服务有效衔接机制的难产;根源性问题则在于长期照护保险的缺失,引起了对需方的利益诱导,催化了供方的对策性"假出院"保证医保为老年人使用的服务"买单"的举措。综合上述导致需方的认知模糊、健康风险规避、选择自由与关键性的长期照护保险引起的利益导向,老年人选择性地涌入医疗卫生机构并长期占有床位,引发服务利用不公平及供需矛盾。

三、医养整合性体系服务模式的探索研制

(一) 医养整合性体系框架构建

我国目前正在面临的医疗卫生与长期照护服务的供需矛盾问题,20 世纪下半叶,世界各国特别是发达国家都曾面临过。例如,日本、德国等,不针对治疗性需求的"社会性住院"不仅占用了大半床位,而且其中大部分床位的住院时长达到半年,有的甚至 1 年,由此带来了不断膨胀的医疗费用压力。为了满足老年人的多层次需求,缓解经济压力,经过多年的实践,发达国家特别是日本、澳大利亚等已经建立起一整套完备的医养整合性体系,包括相互有机融合医疗卫生体系与长期照护体系。

依据世界卫生组织 2015 年《关于老龄化与健康的全球报告》提示,参照各国现有体系框架,总结发达国家的成功经验,结合卫生系统与长期照护体系的职能(如管理、筹资、服务提供与资源筹措等),总结得出,理想的医养整合性体系离不开以下 4 个方面的支撑。

第一,同时覆盖医疗卫生体系与长期照护体系的整合性体系框架,这是医养整合性体系的坚实基石。诸多体系建设顺畅有序的国家和地区在体系架构上既有像我国一样医疗卫生和长期照护分由民政部和卫生部主管的情况(如中国台湾地区),也有医疗卫生和长期照护融为一体的情况(如澳大利亚),还有早期医疗卫生和长期照护分开管理但后期重新组合、在功能上融为一体的情况(如日本)。日本借《介护保险法》颁布之际,将医疗、福利和保健 3 个部门进行了整合,形成一体化的整合性体系,由厚生劳动省统一管理。但不管哪种架构,它们都基本实现了医疗卫生体系与长期照护体系的有效融合与一体化服务,即完成了体系的有机整合。

第二,建立长期照护保险制度,以此解决老年人长期照护服务的筹资与支付问题。以德国和日本为例,2 国均以立法形式设立专项的长期照护保险,使长期照护独立于医疗保险,保险费用来自国家与个人,财政负担小,还照护资金稳定。

第三,健全且有序衔接的服务提供体系,以便围绕老年人多层次的需求特点来提供高质量的连贯性服务;相应地,不同服务机构功能的有序衔接与有效发挥还需要统一的需求评估与出入院标准的支撑。例如,日本将原本分属 2 个部门的每类长期照护服务机构及医疗卫生服务机构按不同需求层次的服务对象进行严格的层级划分,并配以完善的上下转诊标准与制度,按层级需求配置医护人员。建立了全国统一的、对所有人都适用的需要评估系统,老年人按

需享受服务,实现了机构资源的整合、体系功能的融合,以及服务的连贯统一。

第四,培养一支可持续性且训练有素的人才队伍,以保证专业人才的持续供应。日本将专业人才划分为 5 个等级,即"家访介护员 1 级和 2 级""介护员""介护福祉士"和"介护支援专员"。每个等级必须要经过国家或地区的统一等级考试,并取得相应的国家资格认证。

(二) 依据供需矛盾作用机制,绕过体系重建,构建医养整合性服务模式是捷径

依据上文研制的供需矛盾产生机制与归纳总结得到的医养整合性体系的理想框架可见,医养整合性体系的构建与完善首先需要突破的便是政策层面的"体制分离"问题,从政府的顶层设计入手,逐步向下递推来疏通阻碍医养有效融合的道路。正如同时覆盖医疗卫生与长期照护体系的体系框架是医养整合性体系的基石,这可谓是着手医养整合性体系构建的至关重要的突破点。然而这条路"道阻且长",从顶层开始疏通可谓牵一发而动全身,独立且与医疗卫生体系相互衔接的长期照护体系的建成不是不可一蹴而就,但老龄化犹如"海啸"般势不可挡。

因此,利用医养整合性体系为理想框架,针对目前医养分离下供需矛盾产生作用机制,梳理出有效整合医疗卫生与长期照护服务的服务模式可谓是目前成功应对老龄化的突破点。即在现有的两大体系相互独立的前提之下,搭建起一座畅通的桥梁,实现两大体系无缝衔接,高效协作的机制,通力合作,为老年人提供基于需求的医养整合性服务。

依据图 4-2 所示的医养分离下服务供需矛盾问题的形成机制,依照医养整合性体系的理想框架,从政府这个四方关系中的关键点出发,有 3 条分别针对三方的路径需要疏通。

首先,针对第三方保险,需要建立与医疗保险相对应的长期照护保险,完善筹资、支付与监管机制,使得长期照护服务的利用有保障,消除服务价格差异带来的利益诱导,为需方的服务利用提供经济保障。同时,供方机构出于获得服务供给的回报,又符合医疗保险报销而产生的"假出院"也能有效避免。这可谓是目前医养结合发展的重要且迫切的一大议程。2016 年年底,上海市出台了最新的长期护理保险,实施了试点工作。借鉴日本、德国、韩国的成功经验为例,这些国家的长期照护保险均有独立于医疗保险的专门筹资渠道与资金池,筹资均来自于国家税收以及个人缴纳的保费。医疗卫生与长期照护可谓泾渭分明,通俗地说就应该是"亲兄弟明算账",如若长期照护保险筹资从医疗保险中划拨,长期照护实质依旧没有从医疗卫生上独立与抽离;其次,医

疗保险基金紧张的基础上也难以确保长期护理保险资金的充足与可持续。上海市长期护理保险在试点期间的筹资暂时来自医保资金,但仍然可谓迈出了医养整合性体系建设的有力一步,可在试点结束,政策正式颁布时推出有效的单独筹资与支付机制。

其次,围绕老年人服务,包括急性期服务和稳定期服务,针对服务供方,包括各级各类医疗卫生机构与长期照护机构,从制度规范上明确各类机构的功能定位,并且指向性地、差别化地明确可提供服务范围与服务管理规范,搭建一个层次分明,边界清晰的服务机构分类,为机构功能的有效衔接铺垫。制度层面功能定位与服务规范的清晰,能够帮助需求消除认知误差。

再者,针对服务需方,建立科学统一的需求评估制度,包括科学有效的评估标准,规范的评估流程,借此来识别老年人的服务需求,划分老人的需求等级;便于结合各类各级机构的定位,明确老人应该入住的机构。

此外,统一需求评估制度的建立也为建立统一遵照的出入院标准奠定了基础。参照着统一需求评估的指标与分级标准,结合各个机构在制度层面上的功能定位于服务规范,制订相应地出入院标准,使得该标准不至于沦为模棱两可、浮于表面的轻描淡写,而是为机构间的有效转诊打通关卡,疏通阻碍。

由此,便可在跳出政府顶层设计,两大体系相互独立的情况下,破碎供需矛盾产生的机制,实现医疗卫生与长期照护服务功能在需方个人层面、供方机构层面、制度规范层面、保障措施层面上的有机衔接,相互协调。

综上所述,医养整合性体系服务模式便是在现行的卫生与民政体系独立的情况下,首先构建起到关键性作用的长期照护保险,为老年人长期照护服务的利用提供必要的保障,缓解利益诱导,给予老年人按需利用服务的一定经济基础;其次,明确二三级医院、社区卫生服务中心、老年护理院和养老机构等服务提供方的功能定位与服务标准,尽可能做到层次分明,不产生大范围重叠;明确每类机构的服务范围、服务职责与服务内容等。再者,出台统一的各类机构分级管理规范,对应机构内部老年人的服务分级与应提供的服务内容等。然后,为合理引导不同需求的老人,建立基于需方的需求评估机制,从患者的生活自理能力、疾病状况等进行评估,促其按需调度分配至合适的服务机构,抑或是在家庭中或养老机构中接受上门服务等。继之,结合需求评估的相应标准规定,出台相匹配的出入院标准,以及转诊要求,架起各类机构内部有机转诊的机制。这是绕过体系重建,在现有条件下,通过优化与完善,实现医养结合,解决供需矛盾的有效捷径。

四、医养整合性体系服务模式的认可及其支撑条件的现实论证

为了论证上述服务模式有效性,本研究对服务模式的认可程度,存在问题以及模式顺利推行所需的支持保障措施进行意向调查,以期为服务模式的构建与实践提供科学依据。

(一) 老年护理机构管理者对医养整合性体系服务模式高度认可

对这一宏观的服务模式设想,老年护理机构的管理者认同程度较高,总体认可率达到 76.00%,如表 4‑1 所示。本研究的服务模式受到了实践管理者的高度认可,成为了受到理论与实践上的初步认同。这为今后医养整合性体系的建设以及服务模式的实地构建提供了支持基础。

表 4‑1　2015 年不同类型老年护理机构对服务模式的认可情况/%

	非冠名的社区卫生服务中心	老年护理院			合计
		小计	第一冠名老年护理院	第二、第三冠名老年护理院	
服务模式的认可率	75.80	76.40	66.70	80.40	76.00

(二) 医养整合性体系服务模式推行的潜在困难点分析

上述服务模式目前仍然是个"空中楼阁",尽管上海市的政策决策者正在努力探索其中的各个部分,并开展各种相关试点,比如统一需求评估。但全面来看,目前还难以完整推行。因此,面向实践管理者征求了关于潜在困难点的意见。

从推行困难原因认可的提及率来看,"医疗、护理和康复人力数量与质量不足"仍然是主要障碍,提及比例高达 59.55%;这与上文对护理人员紧缺的现况论证相一致,缺少的还有医疗与康复人力。可见,医护人力资源不足,尤其是康复、护理技术紧缺,成为限制服务体系发展的主要桎梏。现有的医疗康复护理尚不能满足老年需求,更无法提供生活照料、病人转运、助医等相关服务。研究征求专家意见后,初步得出,可以引入具有国际一流康复、护理水平与技术,通过必要的服务培训,提高社区卫生服务中心和老年护理院医疗、康复和护理技术水平;同时,引入社会企业第三方服务,通过政府购买其服务,提供生活照料、病人转运、助医等相关服务;依据社区卫生服务中心的医疗和护理服务技术为平台,开展必要的技术支持与服务监管等。如是说来,服务真正的提供者——医护人力成了医养整合性服务模式推行下至关重要的决定性因素。

　　按照提及比例排序,还包括服务项目收费标准不明确(33.71%),模式实现的制度、法律、法规保障缺失(10.86%),医护执业规范与法律风险(10.11%)。详细见表4-2。

表4-2　2015年医养整合性体系服务提供模式推行困难原因认可的提及率

推行困难的原因	认可机构数	提及率/%
医疗、护理和康复人力数量与质量不足的问题	159	59.55
服务项目尚缺乏收费标准	90	33.71
模式实现的制度、法律、法规保障缺失	29	10.86
医护执业规范与法律风险	27	10.11

(三) 医养整合性体系服务模式所需支撑条件的探索论证

　　医养整合性体系服务提供模式的顺利推行,首先要解决目前面临的重重阻碍,克服阻碍则须保证必要的支持条件落实到位。因此,与服务模式推行的阻碍相呼应,被调查机构管理者认为必要的支持条件按照提及比例从高到低排序前5名依次为:统一明确而分层次的服务项目收费标准(38.58%),人力资源保障体系建立(26.97%),模式运行的配套财政支持与制度安排(15.36%),额外收入合理分配的激励机制的补充(10.49%),多点执业制度完善(3.00%)。详见表4-3。

表4-3　2015年老年护理机构对医养整合性体系服务提供模式推行所需支持条件的认可率

所需支持条件	认可机构数/家	认可率/%
统一明确而分层次的服务项目收费标准	103	38.58
人力资源保障体系建立	72	26.97
模式运行的配套财政支持与制度安排	41	15.36
额外收入合理分配的激励机制的补充	28	10.49

　　综上所述,本研究提出的医养整合性体系服务模式获得了理论经验者与实践经验者的一致认同。无论是模式推行的潜在困难点,还是所需的支撑条件,均聚焦于服务供方,包括供方人力的充足性、供方服务提供的意愿、积极性以及合法合规方面。这为该服务模式的完善提供有力的证据,除了完善上述模式中提到的方面,还需要在强化服务体系中各类供方机构的服务意愿和积极性等方面有的放矢地有所举措,并着力于模式运转机制的流畅性,保证该服务模式下需方可在各个机构之间按其服务需求进行流转并享受相应的各类服务。

第五部分

上海市医养整合性体系服务供需
的系统动力学仿真研究

  本部分将围绕医养整合性体系服务模式,综合运用逻辑推导、数学建模、系统动力学与专家咨询论证等多重方法,建立上海市医养整合性体系服务供需的系统动力学模型(System Dynamics, SD),科学分析老年人的医疗卫生和长期照护服务需要,并基于现有服务利用与真实需要,进行服务需求的合理化分析与归纳总结。综合上述所有基础,仿真模拟出医养整合性体系服务模式下的服务与资源供需关系,以历史数据为基础,模拟历史发展过程并明确供需关系未来变化的时间趋势与供需缺口的变动情况,为合理量化资源供需缺口,探索供需均衡改善的所需条件与要求,以期为未来本市医养整合性服务供给的发展提供科学依据与参考。医疗供求均衡主要包括了3个方面,即数量均衡、质量均衡与结构均衡,其中数量均衡是指医疗服务供给数量与医疗服务需求的吻合状态。本研究重点聚焦在全市层面是供求数量均衡。

  一、模型目标与假设

  (一) 模型目标
  上海市医养整合性体系服务供需系统的模型目标是保持现有的社会经济发展水平,延续相关政策制度的发展方向,充分考虑人口老龄化的发展趋势下,构建一个以健康老龄化为指导,以医养整合性体系为理想框架,以老年人实际需求为出发点,基于科学依据合理化服务的需要与需求,将床位与护理人力作为典型,统筹医疗卫生与长期照护服务资源的医疗卫生与长期照护的仿真系统,以历史真实数据为基础,模拟并预测本市老年护理相关服务的供需关系及其发展变化趋势,仿真模拟医养整合性体系服务模式干预下服务与资源供需关系的变化情况与发展趋势;以均衡供需的数量关系,合理量化资源供需缺口为目标,反向探索分析服务供给的支撑条件与发展强度;综合供需双方的行为变化趋势,研制针对性策略举措,为未来本市医养整合性体系下服务的供需均衡改善与发展提供科学依据与参考。

(二) 模型基本假设

依据研究目的与模型目标,本研究针对构建的模型做个如下假设以支持模型的简化。

第一,上海市医养整合性体系服务供需系统的构建与运行是一个连续渐进的行为过程。且体系中包括3种养老模式,即机构养老、社区养老和居家养老模式。

第二,假定系统所处的社会经济环境以现有趋势保持稳步地发展,运行稳定且持续。在政府不采取重大改革举措,不出现大型社会危机的情况下,医养整合性体系服务供需系统将保持现有发展方向稳步推进。

第三,假定医养整合性体系服务供需系统中,居家养老、社区养老和机构养老3种模式下的承载力与容纳量主要取决于政府决策与财政投入。而在社会经济环境与相关政策发展方向稳步推进的背景下,医养整合性体系的承载力与容纳量将以现有的趋势发展,新举措的采取,则表现为在现有发展趋势下的叠加作用。即不采取政策干预举措的情况下,人力、床位等将保持惯有的发展速率。

第四,假定医养整合性体系服务供需系统中,老年人的服务需求由自身健康状况与自理能力以及经济因素决定。经济因素仅突显为保险作用下,即收入效应与替代效应,而不再考虑居民可支配收入、服务收费等其他经济因素影响。换言之,印象老年人服务需求与利用的只有老年人的实际健康状况,以及服务的相对价格,而非绝对价格。

第五,模型主要考虑医养整合性体系下,全市医疗卫生与长期照护服务的供需平衡,聚焦的重点在于全市床位及容纳量与护理人力的供需关系。因此,针对需求方,不将模型设置的差分步长(单位时间)内老年人短时间内的养老场所的变动纳入考虑;针对供给方,全市内部具体人员流动与个别机构的床位数量细微调整不予考虑。

第六,医养整合性体系中的各类机构的最终目标并非机构收益最大化,而是在政策的统一指导下,接受全市统筹安排,达到效用最大化。这个效用就是最大限度地迎合老年人的需求,按需接纳老年人并为其提供所需的高质量服务。

二、主要因素选取

建模并非完美复制现实系统,而是有重点、有主次、化繁为简提升性地反映现实系统。因此,需要依据模型目标与假设,一方面有所选择、系统筛选出能够反映所研究系统总体情况的指标;另一方面从系统建模的数据需求考虑,筛选排除非主要的,数据资料不完整的指标,从而确定系统建模研究的评价指标体系。

医养整合性体系服务供需系统旨在反映医养整合性体系框架下的医疗卫生与长期照护服务的供需关系。围绕模型目标,依据模型基本假设,医养整合性服务的供给与需求成为主要组成部分,每个部分又由不同的评价指标构成,因此先针对服务的需求和供 2 个方面进行相关分析,并结合数据的可获得性和完整程度,筛选得到主要因素。

(一)需方主要因素的选取

1. 老年人口总数及其变动情况

需方指标旨在反映出老年人的医养整合性服务需求,老年人口总数及其变动情况。国际上,对老年人口的界定为 65 岁及以上的老年人,而我国的界定为 60 岁及以上的老年人。除此之外,"户籍"概念也是我国人口的特殊符号,目前我国众多的福利措施也将户籍概念作为条件进行的适用对象的严格限定。

本研究不仅以反映现况,摸索现存问题为目的,出于政策的长远发展与服务需求与利用的实际情况考虑,随着老龄化程度的加深与人口流动的不断加剧,即便是非户籍的老年人口也将在其常住地利用所需的医疗卫生与长期照护服务。因此,本研究将老年人口界定为 60 岁及以上的常住人口,即上海市60 岁以上的户籍人口与外来常住人口的总和。

2. 居家、社区、机构养老的老年人比例(人数)

医养整合性体系中存在 3 种养老模式,即居家养老、社区养老和机构养老。不同模式下,老年人对医疗卫生服务和长期照护服务的需求情况存在一定的差异。为了合理化需求,需要对不同养老模式的老人进行划分,因此选择居家养老、社区养老和机构养老的老年人的比例也是反映需求的重要因素。其中,机构养老还需要进一步进行场所的区分,即医疗卫生机构与养老机构。各类老年人的具体人口数则可以通过对应的老年人比例与老年人口总数相乘得到。

3. 各类床位需求量

遵照模型目标与假设,床位是老年医养整合性服务提供至关重要的资源之一,也是本研究聚焦的供需关系研究的重点之一。根据服务场所的不同,床位可以区分为老年医疗护理床位、养老机构床位和家庭病床,虽然不同分类的床位被置于不同的服务场所,但是提供的均是医养整合性服务。除此之外,社区托养机构虽不以床位数量为参考计算容量,但实际老年人的容纳量可类比为床位数的概念,可以"无形的床位"来予以类比。因此,床位需求量可具体分为老年医疗护理床位需求量、养老机构床位需求量、家庭病床需求量和社区托养机构所需容纳量这几个具体指标。

4. 护理人员需求人数

遵照模型目标与假设,人力则是老年医养整合性服务提供的另一个不可或缺的资源和本研究的焦点。护理人员包括注册护士与护理员,前者专业性更强,主要负责医疗卫生服务,后者则以长期照护服务为主。由于专业性的差异,以及培养方式与培养难易程度的不同,将两者合并来分析护理人员的需求总人数的方法并不可取。因此,将护理人员清晰划分,分别分析注册护士需求人数与护理员需求人数。

(二) 供方主要因素的选取

1. 各类床位数量

对应于各类床位的需求量,为了分析供需情况,明确供需缺口,则模型还需纳入各类床位的供给数量,即床位的实有数量,包括老年医疗护理床位数、养老机构床位数、家庭病床数和社区托养机构容纳量。

2. 平均住院日与病床使用率

各类床位中,老年医疗护理床位还存在一个利用效率的关键问题。"医养分离"问题日益突出,老年医疗护理床位的长期"压床"问题日益显著,"以医代养"浪费医疗资源,已逐渐发展成为影响护理床位利用效率的重要因素。为了合理评价老年医疗护理床位的供需,科学分析床位的供给情况,效率问题不可忽视。《"十一五"卫生事业发展规划》的评价指标体系在"效率指标"中纳入了"病床使用率"和"出院者平均住院日";同样地,《基层医疗卫生机构绩效评价指标体系(试行)》将"病床使用率"和"平均住院日"作为"医疗服务数量和效率"的评价指标。因此,模型中也将"病床使用率"和"平均住院日"因素纳入分析,不仅作为床位使用效率的体现,更为了基于床位使用效率来进行床位相关趋势变化的仿真,提高床位供需估测准确性。

3. 护理人员人数(注册护士)

需方因素中对护理人员需求人数的分析中,纳入了注册护士与护理员2个维度分析。

　　然而，一方面目前全市老年护理员人数的统计并没有精准科学的数据来源；另一方面，护理员的上岗培训大约耗时 6 个月，短于模型设置的差分步长，即设置的单位时间，可以说护理员供给侧的变化是可以"瞬时"完成的。基于上述 2 个原因，护理员的供给侧数据的明确及其在模型中的结构表示存在较大的限制，明确了护理员的需求人数，便可借以作为政策研制的支撑。因此，对应地模型中仅纳入注册护士人数的因素。

三、因果关系的建立与分析

　　本研究构建的上海市医养整合性体系服务供需系统旨在以老年人实际需求为出发点，围绕床位与护理人力这 2 类医养整合性服务资源，通过仿真模拟，明确医养整合性服务的供需关系，量化供需缺口，并进一步实施不同措施改善供需平衡。依据模型目标，可将该系统划分为医疗护理床位供需子系统、养老机构床位供需子系统、家庭病床供需子系统、社区托养机构容纳量供需子系统、注册护士供需子系统和护理员需求子系统 6 个子系统构成，各个子系统内部各因素之间以及子系统之间均存在一定的相互关系，可利用因果关系图，对系统内部各因素之间的因果关系进行深入分析。

　　在因果关系图中，箭头代表着因果关系，其所指方向则明示着原因导致的结果；另外，箭头附近的"＋"和"－"则表示"正比关系"抑或是"反比关系"，即由于某种原因因素的变化导致相对应结果因素的增大或减小，因素与结果之间表现为若同增同减，则为"正比关系"，若表现为一增一减，则为"反比关系"。

（一）医疗护理床位供需子系统

　　医疗护理床位的需求总量一方面由有需求的人数决定，另一方面还取决于床位的使用情况与资源利用效率。床位使用效率由床位使用率和平均住院日体现。为了全面体现床位需求，将 2 个方面因素统一，使用"所需住院床日总数"作为搭建 2 类指标的桥梁。如图 5‐1 所示，各个指标的具体关系如下。

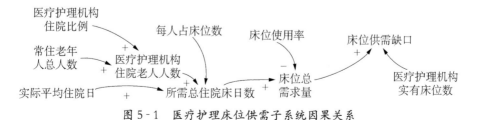

图 5‐1　医疗护理床位供需子系统因果关系

1. 医疗护理床位总需求量的关系确定

常住老年人总数与老年人医疗护理机构住院比例的乘积决定了医疗护理机构住院老年人人数。常住老年人总数越多,住院比例越大,住院人数越多。

所需住院床日总数由住院老人人数与实际平均住院日决定,两者与所需住院总床日数均呈现正比关系,平均住院日延长,住院人数增加,所需总住院床日数增加;反之,则减少。

病床使用率由实际总占用床日数与实际开放总床日数相除计算得到,实际占用总床日数指每日午夜 12 点时的留住人数之和。根据文献,床位需要量的计算需要考虑人口数、住院率、平均住院天数和病床使用率。

2. 医疗护理床位供需缺口的关系确定

医疗护理床位缺口自然由床位供给数量与需求数量决定。两者与供需缺口呈现一正一反的关系。本研究以需求为立足点,因此需求量与供需缺口呈正比关系,实有的床位供给量与缺口呈反比关系。

(二) 养老机构床位供需子系统

养老机构作为机构养老的重要一部分,为老人提供专业化的照料服务,缓解家庭的负担;还为老人丰富生活提供了社交、娱乐平台和精神慰藉,很大程度上解决了一部分比例老年人的养老需求。然而,养老床位闲置程度较高,有限的养老资源没有得到充分合理运用的问题成为了许多地区的"通病"。因此,本研究将在医养整合性体系下,明确养老机构的床位需求,并合理推导床位缺口。

1. 养老机构床位需求总量的关系确定

养老机构床位的需求由养老机构的住养老年人人数确定。常住老年人总数越多,养老机构老年人比例实际值越大,养老机构住养老年人人数越多;每位住养老人占据 1 张床位,故养老床位的需求总量越大,即这些因素之间均存在正比关系。如图 5‑2 所示。

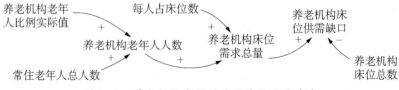

图 5‑2　养老机构床位供需子系统因果关系

2. 养老机构床位供需缺口的关系确定

养老机构床位缺口同样由床位供给数量与需求数量确定,两者与供需缺口呈现一正一反的关系。立足于明确需求的满足情况,得到床位需求量与供需缺口呈正比关系,床位供给量与缺口呈反比关系。如图 5‑2 所示。

(三) 社区托养机构容纳量供需子系统

近年来,我国正努力实践构建"以居家为基础、社区为依托、机构为补充"的多层次的养老服务体系。"9073"的养老格局,社区养老不仅仅承担了"7%"的社区老人,更要为"90%"的居家老人提供相应服务。因此,社区养老服务既是对社会养老服务的承接,也是对家庭养老和机构养老服务的重要补充。上海也正积极发展社区托养机构。作为社区养老模式的主力军,社区托养机构正被引导着朝向嵌入式、小规模、多功能方向发展。依据社区托养机构的实际功能定位与提供服务的形式,本研究选择以"容纳量"作为单位衡量社区托养机构的服务供需,而非床位的概念。

1. 社区托养机构所需容纳量的关系确定

社区托养机构所需容纳量取决于有接受社区托养机构服务需求的老年人人数。常住老年人总数越多,社区托养机构老年人比例实际值越高,社区托养机构容纳量越大,因素之间均存在正向关系。

2. 社区托养机构容纳量供需缺口的关系确定

社区托养机构容纳量缺口同样由容纳量的供需差值确定。供给量和需求量与供需缺口呈现对立的变动关系。以需求为重,则确立所需容纳量与供需缺口呈正比关系,所供容纳量与缺口呈反比关系。如图 5‑3 所示。

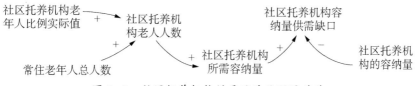

图 5‑3　社区托养机构供需子系统因果关系

(四) 家庭病床供需子系统

引用 2010 年上海市颁布的《家庭病床服务规范》的界定,家庭病床服务是适应人口老龄化形势要求、便捷社区患者连续性医疗卫生服务的获得、提高基本医疗卫生服务的可及性,使患者在熟悉的环境中接受服务的社区卫生服务形式。家庭病床既有助于减轻患者及家庭的人力负担,又可以弥补专业医疗机构病床的相对不足,其对于社区医疗中的作用可高度概括为 4 点,即桥梁作用、辐射作用、反馈作用、联带作用。因此,可谓是医养整合性服务体系中不可忽视的重要部分。其具体的关系可表示如下。

1. 家庭病床需求量的关系确定

《家庭病床服务规范》中规定,家庭病床的收治对象是适合在家庭条件下进行检查、治疗和护理的诊断明确且病情稳定的患者。然而这一界定并未清晰勾勒出可明确衡量的家床服务的设立条件,这给明确家庭病床需求量设置了巨大的障碍。因此,本研究在第三方支付下人民群众医疗需求的大量释放的观点的基础上,引入"需求释放比例"因素,通过已有家庭病床的数量来明确医养整合性体系中家庭病床的需求量。家庭病床需求量与需求释放比例,以及已建家庭病床数量之间均为正比关系。

2. 机构与居家家庭病床建床数的关系确定

随着老龄化的加深,老年人医疗服务需求的提升和家庭病床服务的发展,"家庭"的含义在这个服务中应该得到合理的拓宽,即家庭病床不再只是建立家庭中的医疗护理床位,更可以实现在机构之中的"集中建床"。集中性服务,节约上门路途中的消耗,这对于提高家庭病床医护人员的服务效率大有效用。

影响不同场所家庭病床建床数的有建床比例和病床需求量。建床比例与家庭病床需求数量均与各场所的建床数之间为同增同减的作用关系。此外,机构与居家的建床比例之和恒定不变,合计为1。因此,如若机构家庭病床的建床比例增加,则居家家庭病床建床比例减小。如图5-4所示。

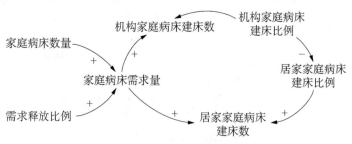

图5-4　家庭病床供需子系统因果关系

(五)注册护士供需子系统

医养整合性体系中的专业注册护士主要提供专业的医疗护理服务。除了医疗护理机构的注册护士外,养老机构、社区托养机构以及居家上门服务中同样需要注册护士提供服务。为了合理明确养老机构、社区托养机构以及居家上门服务所需要的注册护士人数,将家庭病床服务引为衔接,一方面克服了上述服务场所注册护士配置标准缺失的障碍,另一方面符合相应法律法规对执业护士的相关条约规定。

1. 注册护士需求总量的关系确定

注册护士的需求总量由医疗护理机构注册护士需求量与家庭病床注册护士需求量决定。医疗护理机构注册护士需求量或家庭病床注册护士需求量增加,均将引起注册护士的需求总量相应增加,两者与注册护士的需求总量的变化方向相同。

医疗护理机构注册护士需求量由注册护士与护理员的比值标准,以及医疗护理机构护理人员需求量确定。其中,护理人员需求量增加的情况下,注册护士的需求量增加;而注册护士与护理员比值标准值决定了护理人员需求总数不变的情况下,注册护士和护理员分别需要的人数,该比值的增加,将使得护理员需要人数的增加,注册护士的需求量减少。因此,2 条因果链为一正一负,而护理人员的需求量与医疗护理床位需求数量直接相关,床位的增加无疑将引起需求人数的增加,两者的因果链也为正因果链。

2. 注册护士供需缺口的关系确定

注册护士的供需缺口由供需差值确定。需求量增加,供给保持不变,则供需缺口增加,两者持同向变动;需求量保持稳定,供给量增加,则供需缺口减小,两者呈现反向变动,因此,因果链亦为一正一负。如图 5-5 所示。

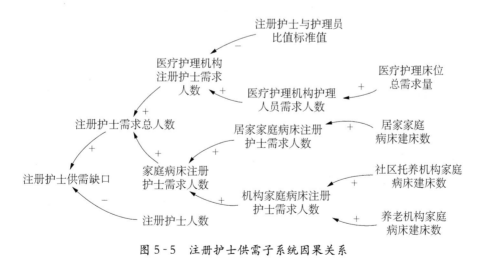

图 5-5　注册护士供需子系统因果关系

(六) 护理员需求子系统

医养整合性体系中的护理员主要长期照护服务。无论是机构养老、社区养老还是居家养老,护理员都是不可缺少的服务提供者。由于目前缺乏全市已有护理员人数的准确数据,此外护理员的培训上岗所需时间相对较短,培训难度相对不高。因此,体系中护理员的补充可在明确需求的情况下,按需开展的上岗培训。相比于专业注册护士需要数年的教育培训,护理员队伍的扩充耗时更少,缺口填补的难度会有所减小。故本模型选择忽略护理员的供给和供需缺口,以护理员的需求为重。具体的因果关系如下。

1. 护理员需求总人数的关系确定

医养整合性体系中的护理员总人数由 4 个部分的组成,即医疗护理机构护理员、养老机构护理员、社区托养机构护理员与居家护理员,她们的需求量与护理员需求总量均呈现同增同减的变化趋势,故表现为 4 条整箱因果链。

2. 医疗护理机构护理员需求人数的关系确定

与医疗机构注册护士的关系确定相类似,医疗护理机构护理员同样由医疗护理机构护理人员需求量与注册护士及护理员的比值标准决定。其中,护理人员需求量增加的情况下,护理员需求量增加;而护理人员需求总数不变的情况下,注册护士与护理员比值标准值的增加,将使得护理员需要人数的增加。2 条因果链为正因果链。

3. 养老机构护理员需求人数的关系确定

上海市地方标准《养老机构设施与服务要求》(DB31/T685—2013)中用护理员与入住老年人之间的配比来进行作为护理员配置的参考标准,并将老年人划分为重度、中度和轻度(正常)3 个等级,不同的等级有不同的配比标准。在理想的医养整合性体系中,为了合理利用有限的医疗卫生与长期照护服务资源,轻度/正常分级的老人有相对较好的生活自理能力,其更优选择是社区养老或是居家养老。因此,本模型中只采纳重度和中度 2 个分级标准,通过配比标准来明确护理员的需求人数。

养老机构的老年人可分为重度照护等级老人与中度照护等级老人,显而易见,这之中的因果关系均为正比关系。重度和中度照护等级配比是一个标准值,始终保持不变,因此各等级老年人人数的增加将导致相应等级护理员需求量的增加,反之则减少。因此,各等级老年人人数与各等级护理员需求量之间的因果链为正因果链。

4. 社区托养机构/居家护理员需求人数的关系确定

不同于医疗卫生机构与养老机构有相应的护理员配置参照的比例标准,目前社区养老与居家养老模式下护理员的配置标准缺失。参照上海市已展开试点的长期护理保险,对于居家老人提供的服务以"小时"为单位进行匹配。

因此,模型引入"小时数"的概念用于社区和居家养老模式下护理员需求人数的确定。

　　由于社区托养机构与居家老人人均所需的服务人时数按照相应的规定保持不变,因此社区托养机构/居家护理员需求人数由 2 个因素确定,即社区托养机构/居家老年人的人数与护理员人均年服务小时数。老年人人数稳定,且老年人需要的服务小时数也保持稳定的情况下,此时每位护理员的工作时间越长,需要的护理员人数就减少;反之,则所需护理员人数增加。因此,社区托养机构/居家护理员的需求人数与老年人人数成正比,与护理员人均年服务小时数成反比。如图 5‑6 所示。

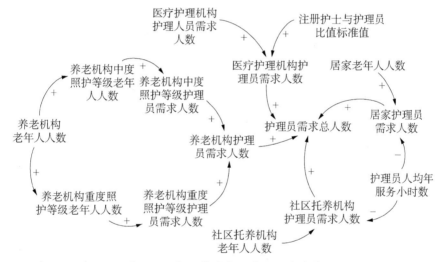

图 5‑6　护理员需求子系统因果关系

(七) 上海市医养整合性体系服务供需系统因果关系

以共有因素有衔接,可将上述 6 个子系统有机连接起来,形成如图 5‑7 所示的上海市医养整合性体系服务供需系统的因果关系。

四、模型 SD 流图的绘制

(一) 流图的概念

因果关系图以描述反馈结构的基本方面为主,流图则是以此为基础进一步表示出不同变量之间区别的图形表示方法。相比于因果关系图,流图对系统有更为深入细致的描述,在清楚地反映系统各要素间逻辑关系的基础上,通过明确各变量的性质达到刻画系统的反馈与控制的效果。

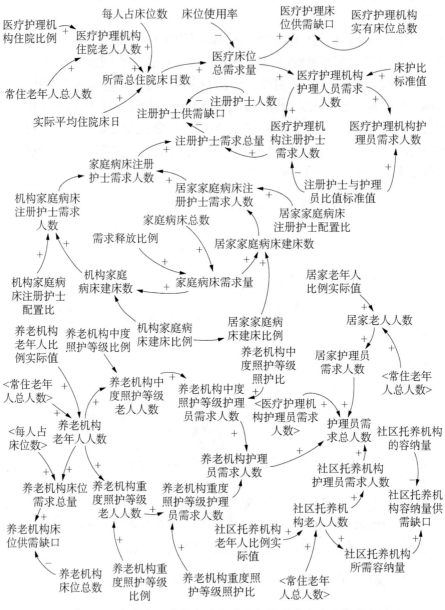

图 5 - 7　上海市医养整合性体系服务供需系统的因果关系

　　本研究在图 5 - 7 的基础上,使用相应的符号,按步进行"上海市医养整合性体系服务供需系统的 SD 流图"绘制。

（二）模型的主要变量区分

存量和流量是社会、经济和生态中最基本的概念,也是系统动力学用于描述系统的重要概念之一。存量也可称为状态变量,体现了能量、物质和信息对时间的积累,表征系统的状态,可为决策提供信息基础;流量可称速率变量,也称决策变量则反映了存量随时间的变化和系统状态的变化速度,随时间累积的流入与流出之间的差异便形成了存量。除此之外,辅助变量与常量也必不可少。存量与流量之间的信息传递与转换仍需要一个"转换器",这就是辅助变量的功能,它是系统模型化的重要内容。常量也称"外生变量",多是系统中设置的标准或是局部目标。

对构成系统的诸多变量,正确合理地区分状态变量、速率变量、辅助变量和外生变量具有至关重要的意义,是针对系统建模和分析不可或缺的基础。针对上海市医养整合性体系服务供需系统,围绕模型目标和假设,可将系统中的众多变量划分如下。

1. 状态变量

医疗护理机构实有床位总数、实际平均住院日、养老机构床位总数、社区托养机构容纳量、家庭病床总数、在培养注册护士、注册护士人数、养老机构老年人比例实际值、社区托养机构老年人比例实际值、居家老年人比例实际值、需求释放比例等。

2. 速率变量

医疗护理实有床位年净增长数、平均住院日变化、养老机构床位年净增长数、社区托养机构容纳量年净增长数、家庭病床年净变化数、注册护士年培养人数、注册护士年入职人数、注册护士年增长数、养老机构老年人比例变化、社区托养机构老年人比例变化、居家老年人比例变化、需求释放比例变化等。

3. 辅助变量

医疗护理机构老年人人数、所需住院床日总数、床位总需求量、床位供需缺口、平均住院日理想与实际差值、养老机构床位需求总量、养老机构床位供需缺口、社区托养机构所需容纳量、社区托养机构容纳量供需缺口、注册护士需求总人数、注册护士供需缺口、医疗护理机构注册护士需求人数、医疗机构护理人员需求人数、医疗机构护理员需求人数、家庭病床注册护士需求人数、机构家庭病床注册护士需求人数、居家家庭病床注册护士需求人数、家庭病床需求量、机构家庭病床建床数、居家家庭病床建床数、养老机构老年人比例理想与实际差值、养老机构老年人人数、养老机构中度照护等级老年人人数、养老机构重度照护等级老年人人数、养老机构中度照护等级护理员需求人数、养老机构重度照护等级护理员需求人数、养老机构护理员需求人数、社区托养机构老年人比例理想与实际差值、社区托养机构老年人人数、社区托养机构所需照护年总人时数、社区托养机构护理员需求人数、居家老年人比例理想与实际差值、居家老年人人数、居家老人所需照护年总人时数、居家护理员需求人数、护理员需求总人数等。

4. 外生变量

医疗护理机构住院比例、每人占床位数、床位使用率、实有床位年净增长率、养老机构床位净增长率、社区托养机构容纳量年净增长率、注册护士培养年限、注册护士年增长率、平均住院日增长率、床护比标准值、注册护士与护理员比值标准值、家庭病床年净增长率、居家家庭病床建床比例、机构家庭病床建床比例、居家家庭病床注册护士配置比、机构家庭病床注册护士配置比、养老机构老年人比例理想值、养老机构中度照护等级比例、养老机构中度照护等级照护比、养老机构重度照护等级比例、养老机构重度照护等级照护比、社区托养机构老年人比例理想值、社区托养机构人均所需照护年人时数、护理员人均年服务小时数、居家老年人比例理想值、居家人均所需照护年人时数、需求释放比例、常住老年人总人数、平均住院日理想值、需求释放比例理想值、制度的调整年限、医养整合性体系服务模式的建立与否等。

(三) 上海市医养整合性体系服务供需系统 SD 流图

按照流图的方法,区分变量性质,使用不同的变量符号、流线进行绘制后,得到如图 5‑8 所示的上海市医养整合性体系服务供需系统的 SD 流图。

五、政策干预思路的 SD 模型表达

本研究设置了 2 类政策变量,即"医养整合性体系服务模式建立"与"老年护理注册护士培养"。其中"医养整合性体系服务模式建立"依据上文推导而来,是以长期照护保险建立为主,明确各类机构层级划分、服务范围与服务规范,并构建全市统一的需求评估、出入院标准的"一揽子"策略的打包,其具体表达可分为服务模式建立与否及建立的年份,以及制度的调整年限。上海市2016 年开始开展长期照护保险的试点,因此紧密贴合现实情况,模型设定服务模式的建立年份设定为 2016 年。而制度的调整年限主要是指政策开始实施到政策达到预期效果所需要的时限。依据常识来说,政策落地后,预期政策效果的产生并非是一蹴而就的,而是需要一个较长的调节过程。有研究在长期照护制度对家庭所需照护时间需求的研究中,引入了"time to change LTC capacity"变量来模拟社区居家服务系统服务能力提升的调整时间;另一个针对

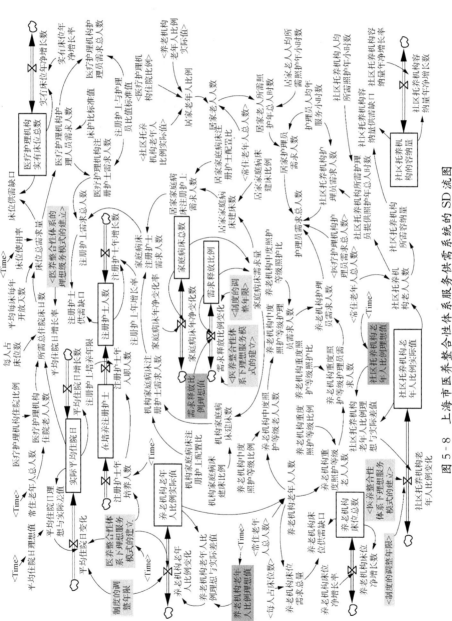

图 5-8　上海市医养整合性体系服务供需系统的 SD 流图

非正式照护人员需求的研究中引入了"adjustment time"和变量来描绘长期照护干预制度逐渐起作用的实践过程。本研究中"制度的调整年限"指标从侧面反映了除了服务模式自身的建立实施以外,其他相关配套措施的配合程度、实施力度与到位情况。由于多数配套措施如政策的宣传力度等因素难以以指标形式进行结构模拟,因此将这一系列问题打包后,以"制度调整年限"指标来化繁为简并进入模型。"老年护理注册护士培养"则可由"每年注册护士培养人数"与"开始培养的年份"来表达。相对应与长期照护保险的建立与医养整合性体系服务模式建立的时间,设定注册护士的开始培养年份同样为2016年。

"制度调整年限"变量的引入,使得系统动力学中的一个典型结构——延迟进入了本模型并发挥重要作用。模型将运用延迟结构进行干预政策变量的结构变形与模拟,从而使系统得以更高程度地还原现实政策实施及其政策效果产生的持续渐进的情况。下文将针对延迟的概念以及模型中延迟结构的运用情况逐一进行介绍。

(一) 延迟的概念与分类

延迟现象无处不在。信息收集需要时间,决策需要时间,做出决策后系统状态的改变需要时间,这些都可以解释为延迟。延迟可谓是一个过程,一个输出落后于输入的模式。延迟可分为信息延迟与物质延迟。顾名思义,信息延迟是指系统中信息的传递的输入与输出之间存在时间差或存在信息感知的逐步调整;物质延迟则指物质在系统流动过程中输出落后于输入的行为。

(二) 实际平均住院日的信息延迟分析

医养分离带来的"压床"问题严重影响了医疗卫生床位的使用效率,使得有需求而无床位的老年患者及其家属不堪其苦。"压床"问题较为直观的反映就是平均住院日的延长。医养整合性体系服务模式下,提高床位的使用效率,加速床位流通的一大体现就是平均住院日的减少。然而,模式建立并实施后,平均住院日的下降并不是一蹴而就的。这是一个信息感知且逐渐调整达成目标的过程。如图5-9所示,平均住院日理想值与实际值之间

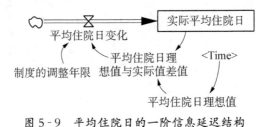

图 5 - 9 平均住院日的一阶信息延迟结构

存在差值,预计干预措施从开始实施至达到预想的目前需要一定的调整年限。因此,在调整年限内,由于差值的存在,平均住院日逐步调整,向理想平均住院日逼近,直至达到理想值。这是一个典型的系统动力学一阶信息延迟结构。

(三) 老年人比例的信息延迟分析

为了应对不断加深的老龄化,国家提出了9073的养老格局,即90%的老年人居家养老,7%的老年人社区养老,3%的老年人机构养老。然而,对照该格局目标,目前的机构、居家和社区的老年人比例与理想值之间还有或大或小的差距,这个差距的缩小是一个循序渐进的过程。比例实际值与理想值之间差距的存在,以及在制度的调整年限内实际值向理想值的逐步靠近产生了各个老年人比例的逐年变化值,初始值与变化值的逐年累计就形成了老年人比例的一阶信息延迟。如图5‑10所示。

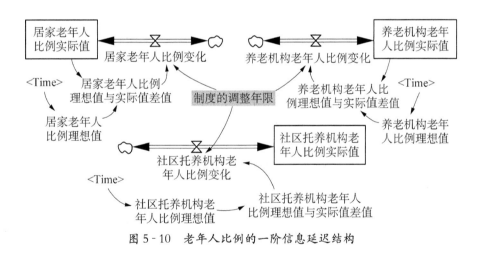

图 5‑10 老年人比例的一阶信息延迟结构

(四) 需求释放比例的信息延迟分析

医养整合性体系建立下,长期照护保险的实施,带来了类似于医疗保险的推动需求的作用,即第三方支付下需求的大量释放。现有家庭病床数量在需求释放的作用下,便形成了医养整合性体系服务模式下家庭病床的需求数量。然而,服务需求的释放是一个循序渐进的过程,与"制度的调整年限"依旧相关。需求释放的实际比例与理想比例之间的差距在制度的调整年限内逐渐缩小,最终慢慢地靠近理想值。这便是一个系统动力学中的典型的一阶信息延迟结构。如图5‑11所示。

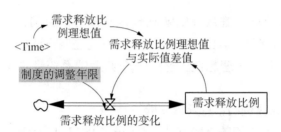

图 5 - 11　　需求释放比例的一阶信息延迟结构

（五）注册护士培养的物质延迟分析

如图 5 - 12 所示本模型中唯一的物质延迟结构——注册护士培养的管道延迟。注册护士的需要进入专业的培养和资格认证方可持有"执业资格"，进入体系中成为医疗护理服务的合格提供者。注册护士的培训一般需要超过 3 年，在本模型的初始设置时间单位，即 1 个"差分步长"内无法达到，及注册护士的培养不是一瞬间的，从进入培训到完成培训之间有分明的时间差的存在。这是物质延迟结构能够建立的基础。称之为"管道延迟"是因为每个物质的延迟时间完全相同，即遵从"先进先出"的输入输出顺序原则。正如一般情况下，每位注册护士的培养年限相同一样。

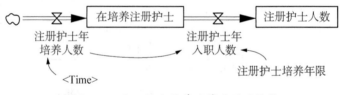

图 5 - 12　　注册护士培养的管道延迟结构

在该管道延迟结构中，每年培养的注册护士首先进入"在培养注册护士"的蓄水池之中，接受培养年限下的培训，自然蓄水池中的水会越来越满；第一批培养护士未满培训期的时限内，并不会有入职的人员；当第一批参加培训的注册护士悉数完成培训后便入职成为注册护士，此后每年都会有一定数量完成培训的人员入职成为注册护士。

六、模型的主要参数与函数关系分析

（一）主要函数关系确定

1. 实际平均住院日、所需住院总床日数与床位总需求量之间的函数关系

"平均住院日"因素在模型中采用了典型的信息延迟结构，是在设定的调

整年限中,实际值逐渐向理想值靠近的过程。所需住院总床日数则由医疗护理机构老年人人数与实际平均住院日相乘得到。从所需住院总床日数到床位总需求量之间的转换还需要纳入床位使用率以及 1 年 365 日这 2 个变量。具体函数关系如下。

(1) 所需住院总床日数 = 医疗护理机构住院老人人数 × 实际平均住院床日数 × 每人占床位数。

(2) 床位总需求量 = 所需住院总床日数 ÷ (365 × 床位使用率)。

2. 注册护士需求总人数与家庭病床及医疗护理机构床位需求量之间的函数关系

注册护士的需求总人数由家庭病床注册护士需求人数与医疗护理机构注册护理需求人数加和得到。医疗护理机构注册护士需求人数的计算需要先计算得到护理人员的需求人数,由护理人员需求人数计算得到注册护士的需求人数。家庭病床的注册护士需求人数也由家庭病床床位数与相应的注册护士配置标准得到。具体函数关系如下。

(1) 注册护士的需求总人数 = 家庭病床注册护士需求人数 + 医疗护理机构注册护理需求人数。

(2) 医疗机构注册护士需求人数 = 医疗护理机构护理人员需求人数 ÷ (1 + 注册护士与护理员比值标准)。

(3) 医疗护理机构护理人员需求人数 = 医疗护理机构床位需求量 × 床护比标准值。

(4) 家庭病床注册护士需求人数 = 机构家庭病床注册护士需求人数 + 居家家庭病床注册护士需求人数。

(5) 机构家庭病床注册护士需求人数 = 机构家庭病床注册护士配置比 × 机构家庭病床建床数。

(6) 居家家庭病床注册护士需求人数 = 居家家庭病床注册护士配置比 × 居家家庭病床建床数。

3. 护理员总人数与老年人人数之间的函数关系

护理员总人数中包含了 4 个来源,医疗护理机构护理员、养老机构护理员、社区托养机构护理员与居家护理员。各类护理员的计算方式与函数关系有所差异。医疗护理机构护理员的需求人数由护理人员需求人数与注册护士与护理员比值标准计算得到。养老机构也有相应的配置比与养老机构老年人人数得出。居家护理员与社区托养机构护理员需求人数通过"护理人时数"作为中介,与相应老年人人数计算得到。具体函数关系如下。

（1）护理员需求总人数＝医疗护理机构护理员需求人数＋养老机构护理员需求人数＋社区托养机构护理员需求人数＋居家护理员需求人数。

（2）养老机构护理员＝养老机构重度照护等级护理员需求人数＋养老机构中度照护等级护理员需求人数。

（3）养老机构重度/中度照护等级护理员需求人数＝养老机构重度/中度照护等级照护比×养老机构重度/中度照护等级老年人人数。

（4）社区托养机构/居家护理员需求人数＝社区托养机构/居家老人所需照护年总人时数÷护理员人均服务年小时数。

（5）社区托养机构/居家老人所需照护年总人时数＝社区托养机构/居家老人人数×社区托养机构/居家人均所需照护年小时数。

（6）医疗护理机构护理员所需人数＝医疗护理机构护理人员需求人数÷（1＋注册护士与护理员比值标准）×注册护士与护理员比值标准。

（二）主要参数确定

上海市医养整合性体系服务供需系统中的重要参数主要是一些外生变量。这些外生变量有的可以常数表示，在模型中多为标准；也可用表函数表示，在模型中多为目标。

1. 老年人总人数（常住老年人口）

常住老年人人口包括了上海市户籍老年人人口与外来常住老年人口。本模型老年人口预测的数据来自复旦大学社会发展与公共政策学院彭希哲教授研究团队人口模型的预测数据，预测数据选取 2006—2025 年。其人口数据如表 5‑1 所示。

表 5‑1　2006 年至 2025 年预测上海市常住人口（单位：人）

年份	常住人口	年份	常住人口
2006	2 383 596	2007	2 632 285
2008	2 880 646	2009	3 128 679
2010	3 399 773	2011	3 626 557
2012	3 853 315	2013	4 119 601
2014	4 346 458	2015	4 598 877
2016	4 850 512	2017	5 101 307
2018	5 350 902	2019	5 599 130
2020	5 845 727	2021	6 090 973
2022	6 333 833	2023	6 572 609
2024	6 806 655	2025	7 035 445

上表所示数据,将以"表函数"的形式写入模型中。具体的表函数如下:常住老年人口总数表 = WITH LOOKUP(time,[(0,0) − (19,7.1e+06)],(0,2.383 6e+06),(1,2.632 28e+06),(2,2.880 65e+06),(3,3.128 68e+06),(4,3.399 77e+06),(5,3.626 56e+06),(6,3.853 32e+06),(7,4.119 6e+06),(8,4.346 46e+06),(9,4.598 88e+06),(10,4.850 51e+06),(11,5.101 31e+06),(12,5.350 9e+06),(13,5.599 13e+06),(14,5.845 73e+06),(15,6.090 97e+06),(16,6.333 83e+06),(17,6.572 61e+06),(18,6.806 66e+06),(19,7.035 44e+06))。

2. 床位使用率

模型中的床位使用率均采取现况调查的数据结果。床位使用率指标则是由实际占用总床日数与开放总床日数相除得到的百分比。如表 5-2 所示,本次现况调查求取了 2011—2014 年的护理床位使用率指标,2006—2010 年的使用率指标数值则来自笔者所在的课题组 2011 年同样针对上海市老年护理机构的现况调查结果。

表 5-2　2006—2014 年上海市老年护理机构床位使用率/%

指标类型	2006 年	2007 年	2008 年	2009 年	2010 年	2011 年	2012 年	2013 年	2014 年
护理床位使用率	89.20	91.80	92.70	94.30	89.60	94.19	88.38	91.67	90.74

床位使用率指标的历史值之间,并非的变化趋势并不连贯,且数值之间有明显的涨落差别,故以表函数的形式录入模型中去,并以 2014 年的使用率设定为 2015—2025 年的使用率。以"表函数"的形式写入模型,具体的函数表示如下:床位使用率 = WITH LOOKUP(time,[(0,0) − (19,10)],(0,0.892 0),(1,0.918 0),(2,0.927 0),(3,0.943 0),(4,0.896 0),(5,0.941 9),(6,0.883 8),(7,0.916 7),(8,0.907 4),(19,0.907 4))。

3. 床护比标准值及注册护士与护理员比值标准值

卫生部印发的《护理院基本标准(2011 版)》中,对于护理人员(包括注册护士与护理员)的配置标准给出了确实的参考:每床至少配备 0.8 名护理人员,且注册护士与护理员之比为 1∶2～1∶2.5。因此,模型中的床护比标准值取值 0.8,注册护士与护理员比值标准值可取 2～2.5,取其均值 2.25。

4. 养老机构重度/中度照护等级照护比

上海市地方标准《养老机构设施与服务要求》对养老机构护理员与入住老

年人的配备比例做出明确规定,详见表 5 - 3 所示。

表 5 - 3　上海市地方标准中养老机构护理员与入住老年人的配备比例

照护等级	时间(以 24 小时计)	人员配比
重度	6:00～18:00	1 : 8
	18:00～6:00	1 : 16
中度	6:00～18:00	1 : 20
	18:00～6:00	1 : 40

医养整合性体系框架下,养老机构中的住养老人应是现有体系下分级中的重度与中度照护等级的老年人,轻度与正常照护等级的老年人应回归社区与家庭,接受所需服务。因此依据表格中的配比要求,还需将时段、3 班倒和实际工作日等因素纳入后综合折算成不同等级的照护比,重度与中度的照护比分别约为 1 : 2.5 和 1 : 6.67。

以重度照护比为例,测算过程详细如下:假定机构收住重度照护老年人 20 位,考虑到不同时段在岗人员配比、3 班倒和每月实际工作日等因素,计算得到 1 个月中所需的护理员人数为:

$$20 \text{人} \times (1/8 + 1/16) \times 1.5 \times 30 \div 21.75$$
$$= 20 \times 0.1875 \times 1.5 \times 30 \div 21.75$$
$$\approx 8 \text{人}$$

其中,1/8 与 1/16 表示重度照护等级老人不同时段的护理员配比;1.5 表示根据每日 3 班倒情况,按照 8 小时为 1 班,则 6:00～18:00 或 18:00～6:00 的 12 小时应计为 1.5 个班;30 表示测算当月天数;21.75 则表示一名护理员每个月实际上班的天数。

因此,收住 20 位重度照护老人,需 8 位护理员,即重度照护比约为 1 : 2.5。中度照护比的计算方式类似。

5. 居家/机构家庭病床注册护士配置比

上海市《家庭病床服务规范》中对家庭病床的护理服务并未给出准确性的服务时间与频次要求的规定,仅仅写明了"根据医嘱执行"。因此,为了明确居家/机构家庭病床注册护士提供医疗护理服务的时间长短与具体频次,特此借鉴上海市《关于本市开展高龄老人医疗护理计划试点工作的意见》中的相关规定,即不同分级的老人,每周可不同程度地享受上门护理服务 3、5 或 7 小时。

因此,结合家庭病床的建床标准,考虑符合家庭病床建床要求的老年人的健康状况,本研究取每周 5 小时与 7 小时的中间值,即每周 6 小时作为家庭病床护理服务的时间要求。考虑居家家庭病床属于分散性建床,需要消耗注册护士一部分的时间在路途奔波上,而这一部分时间理应纳入注册护士的时间成本中。因此,取值为居家家庭病床护理时间为每周 8 小时,机构家庭病床护理时间为每周 6 小时。以注册护士每周工作 40 小时进行换算,这居家家庭病床的注册护士配置比为 1∶5,机构家庭病床的注册护士配置比约为 1∶6.67。

6. 社区托养机构/居家人均所需照护年小时数

《上海市长期护理保险试点办法》(沪府发〔2016〕110 号)中对试点阶段的社区居家照护时间和频次做了如下规定:评估等级为二级至三级、四级和五级至六级的每周上门服务分别为 3 小时、5 小时和 7 小时。

以此为依据进行估算,并考虑到医养整合性体系理想框架下,社区托养机构的老年人相比于居家老年人,其照护分级更高。因此,设定社区托养机构人均所需照护服务为每周 6 小时(取 5 与 7 小时的中间值),年小时数为 312 小时;居家人均所需照护服务为每周 4 小时(取 3 与 5 小时的中间值),加上路途上消耗的每周 1 小时的时间,则为每周 5 小时,年小时数为 260 小时。

7. 需求释放比例理想值

研究证实医疗保险会带来医疗需求的释放。保险使医疗服务价格下降,极大地增强了人们对服务的购买力,很大程度上放松了经济因素对利用卫生服务的束缚,提高了就医倾向,由此带来正常的需求释放。相同地,在缺失长期照护保险的情况下,老年人长期照护需求会被一定程度地抑制。长期照护保险的建立将带来需求的适当释放。有研究者基于国家基本医疗保险 2007—2010 年的追踪数据分析发现医疗保险全面促进了老年人的卫生服务利用,不同的服务类型增长幅度在 5%～20%不等。

家庭病床服务目前并无明确的需求评价指标体系。为了明确家庭病床服务在医养整合性体系中的需求,利用"需求释放比例",将现有需求和利用合理扩大,使其符合长期照护保险建立下的变化趋势。对数据范围进一步精准,设立需求释放比例为 0.125。

8. 平均住院日理想值

"压床"是目前老年人过度利用医疗卫生资源的一大难题。为了加速医疗护理床位的周转,提高床位使用效率,在医养整合性体系的理想框架之下,设立平均住院日的目标,并采取措施逐渐向其推进可有效改善现有的压床难题。

《上海市长期护理保险试点办法》中关于"费用清算"的条目明确到:"一年内未接受手术或其他特殊治疗,在部分一级、二级定点医疗机构住院累计达 90

天及以上的,住院费用中符合长期护理保险规定的,由长期护理保险基金支付"。借鉴此规定,考虑到原医疗保险的结算周期为 3 个月,故将医疗护理床位的平均住院日的理想值设置为 90 天。

9. 养老机构/社区托养机构/居家老年人比例理想值与医疗护理机构住院比例

根据《上海市长期护理统一需求评估分级标准》(内部资料),对老年人的长期护理评估采用疾病轻重和自理能力 2 个维度进行区分。其中,疾病维度选用了糖尿病、脑出血、高血压、帕金森病和下肢骨折等 10 种疾病作为疾病严重程度的标准;自理能力维度则包含了日常生活自理能力和认知能力等。

依据目前上海市仅有的长期护理评估标准,结合本文研究针对上海市老年人的现况调查结果,参照评估标准,采纳相应地划分原则,进行老年人养老场所的划分,确定不同养老场所老年人比例的理想值。

社区居家老人可以区分为卧床不起者与非卧床不起者。针对非卧床不起的老人,评估因素包括以下 3 条:一是否患有上述 10 种严重慢性病的疾病;二是 ADL 量表的得分与分级,即生活自理能力分级:基本自理、需要帮助、依赖明显、完全依赖;三是 MMSE 量表的得分,即认知能力分级:正常、轻度认知障碍、中度认知障碍、重度认知障碍。针对卧床不起老年人,生活自理能力分级并无实际意义,因此依据是否患有上述 10 种严重慢性病的疾病和认知能力分级,加上是否有入住老年护理院的需求进行养老场所的划分。

对机构住养老年人的划分则在严重慢性病的患病、生活自理能力分级和认知能力分级基础上,再追加入住老年护理机构的原因是否为身患疾病和生活不能自理。

得到评估标准的相关结果后,研究采纳的养老场所划分原则包括:首先,一切以老年人的自身健康状况与服务需要为首要判断依据,尤其是老年护理机构的住养老人;其次,针对养老机构住养老人与社区居家老人,再增加 1 条原则,尊重老年人的实际意愿以及已选择的养老场所。即老年人若满足于现有的养老场所,在健康状况允许的情况下不进行养老场所的大方向转变;但是若老年人的健康状况不容乐观,则需要根据健康状况的评估结果安排老年人的养老场所。

遵照上述的评估因素和划分原则,划分并计算得到养老机构/社区托养机构/居家老年人比例理想值与医疗护理机构住院比例,确定各个场所老年人比例的理想值,且这几个比例的合计值为 1。具体的分析结果与划分情况如表 5‑4、表 5‑5 和表 5‑6 所示。

表5-4　2016年上海市社区居家老人的养老场所划分构成情况(总数5 000人)

自理能力分级	未卧床不起者			
	认知功能分级	是否患有10种严重慢性病	构成比/%	场所划分
基本自理(94.56%)	正常 (56.74%)	未患	36.00	居家
		患有	13.50	居家
	轻度认知障碍 (20.22%)	未患	11.02	居家
		患有	9.20	居家
	中度认知障碍 (8.54%)	未患	4.54	居家
		患有	4.00	居家
	重度认知障碍 (9.06%)	未患	7.64	社区托养机构
		患有	1.42	社区托养机构
需要帮助(1.16%)	正常 (0.28%)	未患	0.24	居家
		患有	0.04	居家
	轻度认知障碍 (0.20%)	未患	0.12	居家
		患有	0.08	居家
	中度认知障碍 (0.44%)	未患	0.26	社区托养机构
		患有	0.18	社区托养机构
	重度认知障碍 (0.24%)	未患	0.14	社区托养机构
		患有	0.10	社区托养机构
依赖明显(0.22%)	正常 (0.24%)	未患	0.04	社区托养机构
		患有	0.02	社区托养机构
	轻度认知障碍 (0.00%)	—	—	—
	中度认知障碍 (0.08%)	未患	0.04	社区托养机构
		患有	0.04	社区托养机构
	重度认知障碍 (0.08%)	未患	0.04	养老机构
		患有	0.04	医疗护理机构
完全依赖(0.12%)	正常 (0.08%)	未患	0.08	养老机构
		患有	0.00	养老机构
	轻度认知障碍 (0.00%)	—	—	—
	中度认知障碍 (0.04%)	未患	0.02	养老机构
		患有	0.02	医疗护理机构
	重度认知障碍 (0.00%)	—	—	—

（续表）

卧床不起者				
认知功能分级	是否患有 10 种严重慢性病	是否有入住老年护理院需求	构成比/%	场所划分
正常（1.16%）	未患（0.82%）	有	0.10	养老机构
		没有	0.72	居家
	患有（0.34%）	有	0.04	医疗护理机构
		没有	0.30	养老机构
轻度认知障碍（0.70%）	未患（0.44%）	有	0.06	养老机构
		没有	0.38	居家
	患有（0.26%）	有	0.06	医疗护理机构
		没有	0.20	养老机构
中度认知障碍（0.98%）	未患（0.38%）	有	0.14	养老机构
		没有	0.24	居家
	患有（0.60%）	有	0.24	医疗护理机构
		没有	0.36	养老机构
重度认知障碍（1.10%）	未患（0.64%）	有	0.20	养老机构
		没有	0.44	居家
	患有（0.46%）	有	0.26	医疗护理机构
		没有	0.20	养老机构

表 5‑5　上海市养老机构住养老人的养老场所划分构成情况（总数 820 人）

自理能力分级	是否患有严重慢性病	入住是否因不能自理或身患疾病	认知能力分级	构成比/%	场所划分
基本自理（71.34%）	未患（16.59%）	否（14.88%）	正常	8.66	居家
			轻度认知障碍	1.22	居家
			中度认知障碍	1.10	居家
			重度认知障碍	0.85	社区托养机构
		是（1.71%）	正常	0.49	养老机构
			轻度认知障碍	0.12	养老机构
			中度认知障碍	0.12	养老机构
			重度认知障碍	0.00	养老机构

（续表）

自理能力分级	是否患有严重慢性病	入住是否因不能自理或身患疾病	认知能力分级	构成比/%	场所划分
	患有(54.76%)	否(46.71%)	正常	25.49	居家
			轻度认知障碍	5.85	社区托养机构
			中度认知障碍	6.22	养老机构
			重度认知障碍	2.44	养老机构
		是(8.05%)	正常	2.80	养老机构
			轻度认知障碍	1.95	养老机构
			中度认知障碍	1.59	养老机构
			重度认知障碍	0.24	养老机构
需要帮助(8.41%)	未患(1.59%)	否(0.98%)	正常	0.24	社区托养机构
			轻度认知障碍	0.00	社区托养机构
			中度认知障碍	0.61	社区托养机构
			重度认知障碍	0.12	养老机构
		是(0.61%)	正常	0.24	养老机构
			轻度认知障碍	0.12	养老机构
			中度认知障碍	0.12	养老机构
			重度认知障碍	0.12	养老机构
	患有(6.83%)	否(4.76%)	正常	0.98	养老机构
			轻度认知障碍	0.37	养老机构
			中度认知障碍	2.07	养老机构
			重度认知障碍	0.61	养老机构
		是(2.07%)	正常	0.49	养老机构
			轻度认知障碍	0.12	养老机构
			中度认知障碍	0.98	养老机构
			重度认知障碍	0.24	养老机构
依赖明显(9.02%)	未患(2.20%)	否(0.49%)	正常	0.24	社区托养机构
			轻度认知障碍	0.00	社区托养机构
			中度认知障碍	0.12	社区托养机构
			重度认知障碍	0.12	社区托养机构
			正常	0.49	养老机构
		是(1.71%)	轻度认知障碍	0.12	养老机构
			中度认知障碍	0.00	养老机构
			重度认知障碍	0.00	养老机构

（续表）

自理能力分级	是否患有严重慢性病	入住是否因不能自理或身患疾病	认知能力分级	构成比/%	场所划分
完全依赖(11.22%)	患有(6.83%)	否(4.27%)	正常	0.61	养老机构
			轻度认知障碍	0.00	养老机构
			中度认知障碍	0.49	养老机构
			重度认知障碍	2.93	养老机构
		是(2.56%)	正常	0.49	养老机构
			轻度认知障碍	0.37	养老机构
			中度认知障碍	0.24	养老机构
			重度认知障碍	0.37	养老机构
	未患(2.20%)	否(0.73%)	正常	0.00	养老机构
			轻度认知障碍	0.00	养老机构
			中度认知障碍	0.12	养老机构
			重度认知障碍	0.61	养老机构
		是(1.46%)	正常	0.12	养老机构
			轻度认知障碍	0.00	养老机构
			中度认知障碍	0.12	养老机构
			重度认知障碍	0.37	养老机构
	患有(9.02%)	否(5.24%)	正常	0.49	养老机构
			轻度认知障碍	0.12	养老机构
			中度认知障碍	0.12	养老机构
			重度认知障碍	4.51	养老机构
		是(3.78%)	正常	0.00	养老机构
			轻度认知障碍	0.12	养老机构
			中度认知障碍	0.85	养老机构
			重度认知障碍	1.34	养老机构

表5-6　2016年上海市老年护理机构住院老人的养老场所划分构成情况（总数1716人）

自理能力分级	是否患有严重慢性病	入住是否因为不能自理身患疾病	认知能力分级	构成比/%	场所划分
基本自理(25.82%)	未患(3.15%)	否(0.76%)	正常	0.29	居家
			轻度认知障碍	0.17	居家
			中度认知障碍	0.06	居家
			重度认知障碍	0.23	社区托养机构

（续表）

自理能力分级	是否患有严重慢性病	入住是否因为不能自理身患疾病	认知能力分级	构成比/%	场所划分
基本自理 (25.82%)	未患 (3.15%)	是(2.39%)	正常	0.99	居家
			轻度认知障碍	0.47	居家
			中度认知障碍	0.70	居家
			重度认知障碍	0.23	社区托养机构
	患有 (22.67%)	否(3.15%)	正常	1.52	医疗护理机构
			轻度认知障碍	0.52	医疗护理机构
			中度认知障碍	0.35	医疗护理机构
			重度认知障碍	0.76	医疗护理机构
		是(19.52%)	正常	7.69	医疗护理机构
			轻度认知障碍	2.39	医疗护理机构
			中度认知障碍	4.20	医疗护理机构
			重度认知障碍	5.24	医疗护理机构
需要帮助 (11.89%)	未患 (0.87%)	否(0.06%)	正常	0.06	社区托养机构
			轻度认知障碍	—	—
			中度认知障碍	—	—
			重度认知障碍	—	—
		是(0.82%)	正常	0.17	社区托养机构
			轻度认知障碍	0.06	社区托养机构
			中度认知障碍	0.35	养老机构
			重度认知障碍	0.23	养老机构
	患有 (11.01%)	否(0.29%)	正常	0.12	医疗护理机构
			轻度认知障碍	0.00	医疗护理机构
			中度认知障碍	0.06	医疗护理机构
			重度认知障碍	0.12	医疗护理机构
		是(10.72%)	正常	1.75	医疗护理机构
			轻度认知障碍	1.40	医疗护理机构
			中度认知障碍	2.80	医疗护理机构
			重度认知障碍	4.78	医疗护理机构
依赖明显 (11.60%)	未患 (1.34%)	否(0.00%)	—	—	
		是(1.34%)	正常	0.52	养老机构
			轻度认知障碍	0.17	养老机构
			中度认知障碍	0.23	养老机构
			重度认知障碍	0.41	养老机构

（续表）

自理能力 分级	是否患有 严重慢性病	入住是否因 不能自理或 身患疾病	认知能力分级	构成比/%	场所划分
	患有 （10.26%）	否（0.12%）	正常	0.00	医疗护理机构
			轻度认知障碍	0.00	医疗护理机构
			中度认知障碍	0.00	医疗护理机构
			重度认知障碍	0.12	医疗护理机构
		是（10.14%）	正常	1.52	医疗护理机构
			轻度认知障碍	0.41	医疗护理机构
			中度认知障碍	1.34	医疗护理机构
			重度认知障碍	6.88	医疗护理机构
完全依赖 （50.70%）	未患 （2.56%）	否（0.06%）	正常	0.00	养老机构
			轻度认知障碍	0.00	养老机构
			中度认知障碍	0.00	养老机构
			重度认知障碍	0.06	养老机构
		是（2.51%）	正常	0.35	养老机构
			轻度认知障碍	0.06	养老机构
			中度认知障碍	0.41	养老机构
			重度认知障碍	1.69	养老机构
	患有 （48.14%）	否（1.40%）	正常	0.00	医疗护理机构
			轻度认知障碍	0.00	医疗护理机构
			中度认知障碍	0.06	医疗护理机构
			重度认知障碍	1.34	医疗护理机构
		是（46.74%）	正常	2.21	医疗护理机构
			轻度认知障碍	0.52	医疗护理机构
			中度认知障碍	3.15	医疗护理机构
			重度认知障碍	40.85	医疗护理机构

　　以上表所示的比例为依据，并结合各个场所老年人人数与常住人口总人数进行科学匡算后，得到各个场所养老的老年人的理想值如下所示，且与国家提出的"9073"的养老格局基本契合。

　　（1）养老机构老年人比例理想值：2.66%。

　　（2）社区托养机构老年人比例理想值：9.37%。

　　（3）居家老年人比例理想值：86.99%。

　　（4）医疗护理机构住院比例：0.98%。

由于模型引入"制度的调整年限"变量，使用延迟结构来模拟养老机构老年人比例实际值、社区托养机构老年人比例实际值与居家老年人比例实际值的逐年变化趋势。然而考虑到实际情况下，这4个场所老年人比例值的综合需要为1。因此，做出相应的调整，设定"居家老年人比例＝1－养老机构老年人比例实际值－医疗护理机构住院比例－社区托养机构老年人比例理想值"，由于养老机构老年人比例实际值与社区托养机构老年人比例实际值呈现逐年变化的趋势，因此居家老年人比例实际值也将随而逐年接近理想值。

10. 养老机构重度/中度照护等级比例

同样根据上述3条评估因素，对被纳入养老机构的老年人进行进一步的照护等级的划分，区分重度照护等级与中度照护等级，并进行比例的匡算，得到比例分别为79.39％和20.61％。取其近似数值后得到，重度/中度照护等级比例分别为80％和20％。

11. 机构/居家家庭病床建床比例

根据2015年度的现况调查结果，如表5‐7所示，2012—2014年，养老机构内家庭病床的建床比例均超过60％。那么剩余的社区居家的家庭病床建床比例为40％。本模型中的"机构"包括了养老机构与社区托养结构，因此，匡算得到机构家庭病床的建床比为80％，居家家庭病床的建床比为20％。

表5‐7　2011—2014年上海市社区卫生服务中心家庭病床建床情况(/机构)

服务类型	2011年	2012年	2013年	2014年
家庭病床总建床数	365	373	369	373
养老机构家庭病床建床数/张	143	244	245	247
养老机构家庭病床建床比例/％	39.18	65.42	66.40	66.22

12. 模型中的多个净增长率

模型目标主要针对供需缺口，因此模型中供给侧的多个净增长率均以现况调查或已有数据为基础计算得到。平均住院日增长率、实有床位年净增长率与注册护士年增长率的数值来自本研究的现况调查结果；而社区托养机构容纳量年净增长率、养老机构床位净增长率与家庭病床年净增长率的数值则来自《上海市老年人口和老龄事业监测统计调查制度》的统计。具体如表5‐8所示。

表5-8　模型中的多个净增长率数值

指标类型	2006年	2007年	2008年	2009年	2010年	2011年	2012年	2013年	2014年	增长率/%
实有医疗护理床位/张	11 421	11 773	12 603	12 919	13 737	14 330	14 997	15 992	17 484	5.47
平均住院日	76.77	83.20	87.72	91.80	83.85	80.74	91.92	104.45	109.25	4.51
老年护理注册护士/人	3 688	4 137	4 134	4 155	4 415	4 380	4 560	4 889	5 242	4.49
养老机构床位(张)	59 735	69 785	80 554	89 859	97 841	101 896	105 215	108 364	114 193	8.44
社区托养机构容纳量/万人	10.05	13.83	18.34	22.7	26.1	27.3	28.3	29.4	30.94	15.09
家庭病床/万张	4.49	4.58	4.13	4.06	4.08	3.89	4.21	4.97	5.24	1.94

(三) 变量与函数关系汇总

本模型的主要变量、参数与函数关系的具体汇总情况如表5-9所示,分别介绍状态变量、速率变量、辅助变量和外生变量。

表5-9　上海市医养整合性体系服务供需系统的变量与函数关系汇总

模型变量	变量函数关系式	单位
状态变量		
医疗护理机构实有床位总数	INTEG(实有床位年净增长数,11 421)	床
实际平均住院日	INTEG(平均住院日变化 + 平均床日增长数,76.77)	日
养老机构床位总数	INTEG(养老机构床位净增长数,59 735)	床
社区托养机构容纳量	INTEG(社区托养机构容纳量年净增长数,100 500)	人
家庭病床总数	INTEG(家庭病床年净变化数,44 900)	床
在培养注册护士	INTEG(注册护士年培养人数-注册护士年入职人数,0)	人
注册护士人数	INTEG(注册护士年入职人数 + 注册护士年增长数,3 688)	人

（续表）

模型变量	变量函数关系式	单位
养老机构老年人比例实际值	INTEG(养老机构老年人比例变化,0.013 801)	Dmnl
社区托养机构老年人比例实际值	INTEG(社区托养机构老年人比例变化,0.067 182)	Dmnl
居家老年人比例实际值	INTEG(居家老年人比例变化,0.915 55)	Dmnl
速率变量		
实有床位年净增长数	实有床位年净增长率×医疗护理机构实有床位总数	床/年
平均住院日变化	平均住院日理想与实际差值/制度的调整年限×制度的调整年限	日/年
平均住院日增长数	实际平均住院日×平均住院日增长率	日/年
养老机构床位年净增长数	社区托养机构老年人比例理想与实际差值/制度的调整年限×医养整合性服务模式建立	床/年
社区托养机构容纳量年净增长数	社区托养机构的容纳量×社区托养机构容纳量年净增长率	人/年
家庭病床年净变化数	家庭病床年净变化率×家庭病床总数	床/年
注册护士年培养人数	表函数([(0,0)－(19,500)],(0,0),(10,500),(19,500))	人/年
注册护士年入职人数	延迟函数 DELAY N(注册护士年培养人数,注册护士培养年限,0,3)	人/年
注册护士年增长数	注册护士人数×注册护士年增长率	人/年
养老机构老年人比例变化	养老机构老年人比例理想与实际差值/制度的调整年限×医养整合性体系服务模式的建立	Dmnl/年
社区托养机构老年人比例变化	养老机构老年人比例理想与实际差值/制度的调整年限×医养整合性体系服务模式的建立	Dmnl/年
居家老年人比例变化	居家老年人比例理想与实际差值/制度的调整年限×医养整合性体系服务模式的建立	Dmnl/年
辅助变量		
医疗护理机构老年人人数	医疗护理机构住院比例×常住老年人总人数	人
所需住院床日总数	医疗护理机构住院老人人数×实际平均住院床日数×每人占床位数	床日
床位总需求量	所需住院总床日数/(365×床位使用率)	床
床位供需缺口	床位总需求量－医疗护理机构实有床位总数	床

（续表）

模型变量	变量函数关系式	单位
平均住院日理想与实际差值	平均住院日理想值－实际平均住院日	日
养老机构床位需求总量	养老机构老年人人数×每人占床位数	床
养老机构床位供需缺口	养老机构床位需求总量－养老机构床位总数	床
社区托养机构所需容纳量	社区托养机构老人人数	人
社区托养机构容纳量供需缺口	社区托养机构所需容纳量－社区托养机构的容纳量	人
注册护士需求总人数	家庭病床注册护士需求人数＋医疗护理机构注册护理需求人数	人
注册护士供需缺口	注册护士需求总人数－注册护士人数	人
医疗护理机构注册护士需求人数	医疗护理机构护理人员需求人数/（1＋注册护士与护理员比值标准）	人
医疗机构护理人员需求人数	医疗护理机构床位需求量×床护比标准值	人
医疗机构护理员需求人数	医疗护理机构护理人员需求人数/（1＋注册护士与护理员比值标准）×注册护士与护理员比值标准	人
家庭病床注册护士需求人数	机构家庭病床注册护士需求人数＋居家家庭病床注册护士需求人数	人
机构家庭病床注册护士需求人数	机构家庭病床注册护士配置比×（养老机构家庭病床建床数＋社区托养机构家庭病床建床数）	人
居家家庭病床注册护士需求人数	居家家庭病床注册护士配置比×居家家庭病床建床数	人
家庭病床需求量	需求释放比例×医养整合性体系服务模式的建立×家庭病床总数＋家庭病床总数	床
机构家庭病床建床数	家庭病床需求量×机构家庭病床建床比例	床
居家家庭病床建床数	家庭病床需求量×居家家庭病床建床比例	床
养老机构老年人比例理想与实际差值	养老机构老年人比例理想值－养老机构老年人比例实际值	Dmnl
养老机构老年人人数	养老机构老年人比例实际值×常住老年人总人数	人
养老机构中度照护等级老年人人数	养老机构中度照护等级比例×养老机构老年人人数	人
养老机构重度照护等级老年人人数	养老机构重度照护等级比例×养老机构老年人人数	人

（续表）

模型变量	变量函数关系式	单位
养老机构中度照护等级护理员需求人数	养老机构中度照护等级照护比×养老机构中度照护等级老人人数	人
养老机构重度照护等级护理员需求人数	养老机构重度照护等级照护比×养老机构中度照护等级老人人数	人
养老机构护理员需求人数	养老机构重度照护等级护理员需求人数＋养老机构中度照护等级护理员需求人数	人
社区托养机构老年人比例理想与实际差值	社区托养机构老年人比例理想值－社区托养机构老年人比例实际值	Dmnl
社区托养机构老年人人数	常住老年人总人数×社区托养机构老年人比例实际值	人
社区托养机构所需照护年总人时数	社区托养机构老人人数×社区托养机构人均所需照护年小时数	人×时
社区托养机构护理员需求人数	社区托养机构所需护理员提供照护年总人时数/护理员人均年服务小时数	人
居家老年人比例理想与实际差值	居家老年人比例理想值－居家老年人比例实际值	Dmnl
居家老年人人数	居家老年人比例实际值×常住老年人总人数	人
居家老人所需照护年人时数	居家老人人数×居家老人人均所需照护年小时数	人×时
居家护理员需求人数	居家老人所需照护年总人时数/护理员人均年服务小时数	人
居家家庭病床建床比例	1－机构家庭病床建床比例	Dmnl
护理员需求总人数	医疗护理机构护理员需求人数＋养老机构护理员需求人数＋社区托养机构护理员需求人数＋居家护理员需求人数	人
居家老年人比例	1－养老机构老年人比例实际值－医疗护理机构住院比例－社区托养机构老年人比例理想值	Dmnl
平均住院日增长率	0.045 1×（1－医养整合性体系服务模式的建立）	1/年
外生变量		
医疗护理机构住院比例	0.009 8	Dmnl
每人占床位数	1	人/床
床位使用率	表函数（[（0，0）－（19，10）]，（0，0.892 0），（1，0.918 0），（2，0.927 0），（3，0.943 0），（4，0.896 0），（5，0.941 9），（6，0.883 8），（7，0.916 7），（8，0.907 4），（19，0.907 4））	Dmnl

（续表）

模型变量	变量函数关系式	单位
实有床位年净增长率	0.054 7	1/年
养老机构床位净增长率	0.084 4	1/年
社区托养机构容纳量年净增长率	0.150 9	1/年
注册护士培养年限	3	年
注册护士年增长率	0.044 9	1/年
床护比标准值	0.8	人/床
注册护士与护理员比值标准值	2.25	Dmnl
家庭病床年净增长率	0.019 4	1/年
居家家庭病床注册护士配置比	1/5.0	人/床
机构家庭病床注册护士配置比	1/6.67	人/床
养老机构老年人比例理想值	0.026 6	Dmnl
养老机构中度照护等级比例	0.2	Dmnl
养老机构中度照护等级照护比	1/2.5	Dmnl
养老机构重度照护等级比例	0.8	Dmnl
养老机构重度照护等级照护比	1/6.67	Dmnl
社区托养机构老年人比例理想值	0.093 7	Dmnl
社区托养机构人均所需照护年小时数	312	时
护理员人均年服务小时数	2 080	时
居家人均所需照护年小时数	260	时
需求释放比例理想值	0.125	Dmnl

（续表）

模型变量	变量函数关系式	单位
常住老年人总人数	表函数（[(0,0) − (11,8e + 06)],(0,4.346 46e + 06),(1,4.598 88e + 06),(2,4.850 51e + 06),(3, 5.101 31e + 06),(4,5.350 9e + 06),(5,5.599 13e + 06),(6,5.845 73e + 06),(7,6.090 97e + 06),(8,6.333 83e + 06),(9,6.572 61e + 06),(10, 6.806 66e + 06),(11,7.035 44e + 06)	人
平均住院日理想值	90	日
机构家庭病床建床比例	0.8	Dmnl
制度的调整年限	10 或 5	年
医养整合性体系服务模式的建立	1 或 0（二分类变量）	Dmnl

七、模型测试

（一）量纲一致性测试

量纲一致性测试是在确保没有使用无现实意义的参数的前提下，检验诸多方程等号两边的量纲是否一致。量纲一致性测试可以通过软件自带的功能自行进行并逐条报错。本研究所用的 Vensim DDS 软件具备该功能。

如图 5‑13 所示，模型的量纲一致，不存在错误问题。

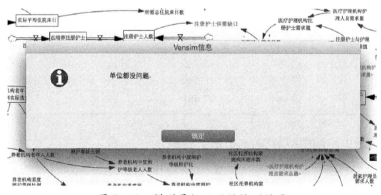

图 5‑13　模型量纲一致性检测结果

（二）历史检验

1. "平均住院日"因素的历史检验

平均住院日的模拟值与历史实际值的拟合检验情况如表 5‑10 所示。

表 5‑10 平均住院日的模拟值与历史值的拟合检验表

年份	现实值	模拟值	差值	误差/%
2006	76.77	76.77	0	0.00
2007	83.20	80.23	−2.97	−3.57
2008	87.72	83.85	−3.87	−4.41
2009	91.80	87.63	−4.17	−4.54
2010	83.85	91.58	7.73	9.22
2011	80.74	95.71	14.97	18.54
2012	91.92	100.03	8.11	8.82
2013	104.45	104.54	0.09	0.09
2014	109.25	109.25	0	0.00

2. "医疗护理机构实有床位"因素的历史检验

医疗护理机构实有床位的模拟值与历史实际值的拟合检验情况如表5‑11所示。

表 5‑11 医疗护理机构实有床位的模拟值与历史值的拟合检验表

年份	现实值	模拟值	差值	误差/%
2006	11 421	11 421	0	0.00
2007	11 773	12 045	272	2.31
2008	12 603	12 704	101	0.80
2009	12 919	13 399	480	3.72
2010	13 737	14 132	395	2.88
2011	14 330	14 905	575	4.01
2012	14 997	15 720	723	4.82
2013	15 992	16 580	588	3.68
2014	17 484	17 487	3	0.02

3. "养老机构床位数"因素的历史检验

养老机构床位数的模拟值与历史实际值的拟合检验情况如表5‑12所示。

表 5‑12 养老机构床位数的模拟值与历史值的拟合检验表

年份	现实值	模拟值	差值	误差/%
2006	59 735	59 740	5	0.01
2007	69 785	64 780	−5 005	−7.17

（续表）

年份	现实值	模拟值	差值	误差/%
2008	80 554	70 240	− 10 314	− 12.80
2009	89 859	76 170	− 13 689	− 15.23
2010	97 841	82 600	− 15 241	− 15.58
2011	101 896	89 570	− 12 326	− 12.10
2012	105 215	97 130	− 8 085	− 7.68
2013	108 364	105 300	− 3 064	− 2.83
2014	114 193	114 200	7	0.01

4."注册护士人数"因素的历史检验

注册护士人数的模拟值与历史实际值的拟合检验情况如表 5‑13 所示。

表 5‑13　注册护士人数的模拟值与历史值的拟合检验表

年份	现实值	模拟值	差值	误差/%
2006	3 688	3 688	0	0.00
2007	4 137	3 854	− 283	− 6.84
2008	4 134	4 027	− 107	− 2.59
2009	4 155	4 207	52	1.25
2010	4 415	4 396	− 19	− 0.43
2011	4 380	4 594	214	4.89
2012	4 560	4 800	240	5.26
2013	4 889	5 015	126	2.58
2014	5 242	5 241	− 1	− 0.02

（三）敏感性测试

敏感性测试使用得较为广泛,主要用于对模型的某个或某些参数估计,或者是在系统的某结构把握难以精准难题下,用以研究与分析系统（或模型）的状态或输出的变化对系统参数的敏感程度,也称"灵敏性测试"。

Vemsim 软件的敏感性测试是将蒙特卡洛模拟的过程自动化进行的。蒙特卡洛模拟是对于选定的初始变量,假设在一定区间按一定分布变化,通过随机抽样,运行模型,观察相关变量的变化范围。

研究将模型中的重要常量,包括床护比标准值、注册护士与护理员比值标准值、居家家庭病床注册护士配置比、机构家庭病床注册护士配置比、养老机构重度照护等级照护比、养老机构中度照护等级照护比、制度的调整年限等,设置为敏感性控制参数,进行敏感性测试,观察相应辅助变量的测试结果。

1. 床护比与注册护士、护理员需求人数的灵敏性测试

如图 5‑14 所示。

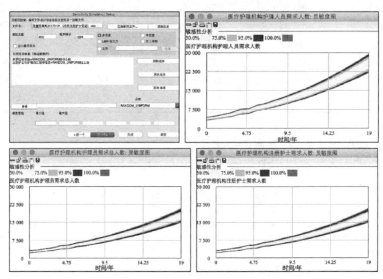

图 5‑14　床护比与注册护士、护理员需求人数的灵敏性测试步骤与结果

2. 养老机构照护等级照护比与养老机构护理员需求人数的灵敏性测试

如图 5‑15 所示。

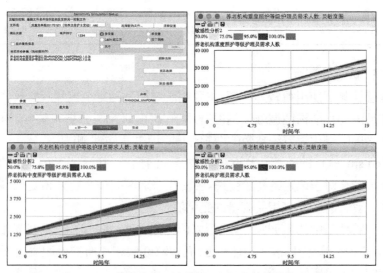

图 5‑15　养老机构照护等级照护比与养老机构护
理员需求人数的灵敏性测试步骤与结果

3. 制度的调整年限与资源供需缺口之间的灵敏性测试

如图 5‐16 所示。

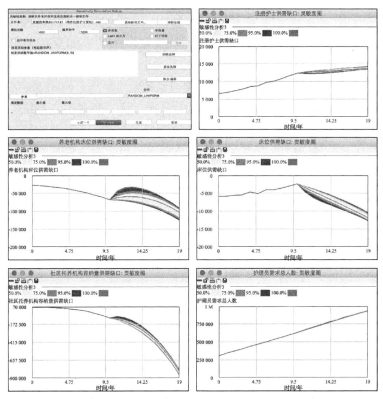

图 5‐16 政策调整年限与资源供需缺口的灵敏性测试步骤与结果

八、医养分离及医养整合性体系服务模式政策干预下的趋势模拟分析

(一) 模型初始化与政策干预实验说明

1. 模型初始化与仿真模拟

模型的初始化包括确定模型的初始条件与模拟结果分析等;仿真模拟的目的是验证模型功能与逻辑的精准性。

本研究设定模型的起始状态为 2006 年,以该年的实际值作为系统的初始输入。系统运行并按照设定的物质流、信息流进行逻辑判断与事件处理,以时间驱动的方式运行模型的动态仿真。依据系统内要素之间的反馈关系,达到设定的逻辑条件时,变迁随之发生,从当前状态向特定状态跃迁。该过程还会引发系统内其他对象的不同变迁,直到系统到达一种新的稳定状态,待新信号事件触发,将引发新的一轮的状态转换。

上海市医养整合性体系服务供需系统模型的仿真是要观察系统在连续时间序列中的信息传递过程。需要关注的是系统在接收特定的信号事件(可以是系统的特定输入)后,系统是否按预先的设定发生状态的变化与特定的变迁,从而验证系统功能与逻辑的准确性。

2. 医养整合性体系服务提供的政策干预实验

政策干预是系统动力学方法的重要的分析工具。通过改变系统中的参数或结构来分析某一政策及决策对系统输出结果的影响,即政策运行产生的结果。试验法是政策研究的重要方法之一。利用模型对事先设计的若干政策方案的结果进行试验,分析政策的调节作用和效果,选出合适的政策方案。此外,试凑法也是常用的方法,与试验法的思路大相径庭。试凑法是在已明确的系统目标的指引下,按照特定的准则与步骤找寻合适的政策方案,是既定的系统目标得以实现。

上海市医养整合性体系服务供需系统模型的政策干预实验目的是以模型中的众多供需缺口为立足点,将服务提供系统内部结构与功能缺陷为政策靶点,进行政策干预实验,预测政策干预方案实施的近、远期效应,以获得现实可行的最优干预政策方案,为实现医养整合性体系下服务供需平衡相关政策的研制提供理论与实验依据。

因此,干预模拟实验将围绕实验目的,以上文所述的"医养整合性体系服务模式建立"与"老年护理注册护士培养"为干预策略,针对系统关键的供需缺口与供需平衡问题,同时结合使用试验法和试凑法两大方法进行干预实验,推导最佳干预策略、实施力度与最优方案。

(二) 医养分离与医养整合性体系服务模式建立下的供需分析(试验法)

上海市于 2016 年年底起建立并开始长期护理保险的试点,到 2017 年的时间节点恰好实施 1 年,同时结合系统动力学模型的时间设置与模拟的实际设置要求,设置医养整合性体系服务模式的建立年份为 2016 年。服务体系产生作用的政策调整时间不同,达到系统理想状态所需的时间消耗也会有较大差异,因此研究以 5 年与 10 年为例,分析长期照护保险建立下的供需平衡及其演变情况。

前提条件: 所有资源均延续历史的发展趋势,年增长率保持不变。

test: 医养分离下供需矛盾的现实现实演变趋势。

test5: 医养整合性体系服务模式的政策调整时限为 5 年。

test10：医养整合性体系服务模式的政策调整时限为 10 年。

1. 医疗护理机构的平均住院日的变化趋势

（1）医养分离下，平均住院日大幅延长：医疗护理机构平均住院日是考核服务效率的重要指标之一。如图 5‐17 所示，医养分离的现实情况下，平均住院日的上升趋势明显，按照现有的趋势发展，2025 年将达到 177.49 天，相比于 2014 年，又会增长超过 60%，接近 180 天，即 6 个月，可将"压床"的程度进一步深化，由此将导致床位周转不灵，使用效率逐渐下降。尽管无法完全确定模拟的结果会与未来平均住院日的发展情况完全一致，但是该趋势足以给予政策制定者反思和警示。

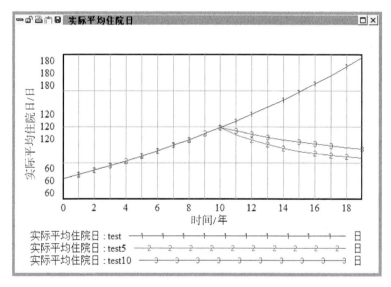

图 5‐17　不同干预方案下实际平均住院日的变化情况

（2）医养整合性体系服务模式促使平均住院日逐步下降：通过设置平均住院日的理想值目标，通过系统动力学的"寻的"行为，使得实际平均住院日逐渐向理想值 90 天靠近（图 5‐17）。此外，政策调整时限，即政策发挥的预期效果所需的时间越短，平均住院日下降得速度越快，向理想值靠近的趋势越明显。从汇总表 5‐14 可见，在这样的政策干预之下，当调整时限为 5 年时，到 2025 年时平均住院日的数值为 93.93 天，十分接近理想值 90 天。

2. 医疗护理机构实有床位的供需缺口的变化趋势

（1）医养分离下，床位从满足需求演变为严重的"供不应求"：医疗护理机构中实有护理床位的供需缺口测算是本模型目标之一。如图 5‐18 所示，明确了需要入住医疗护理机构老年人住院比例的情况下,供需缺口呈现负值,即目前老年护理床位可以满足真正有医疗卫生服务需求的老年人,这与上文供方床位数据分析的结果基本一致。

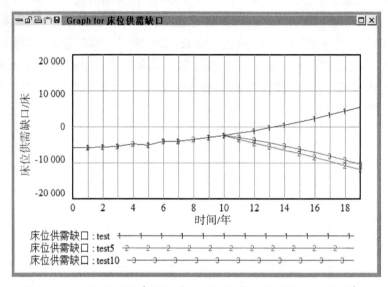

图 5-18　不同干预方案下医疗护理机构床位供需缺口的变化情况

　　然而,医养分离的现实情况下,随着平均住院日的增长,2020 年起床位的供需出现明显的缺口,"压床"问题而演变出供不应求的窘境。当然,该缺口有平均住院日无法完全模拟现实数值的造成的部分夸大成分,但是当机构中纳入了更多没有真正医疗卫生服务需求的老年人时,即"按需利用"相关游戏规则的约束机制的不完整,出现利益诱导下向医疗护理机构的一哄而上与长期占用时,现有床位逐年增长趋势下,目前窘迫的医疗护理床位"供不应求"的现实问题必将持续,甚至越演越烈。随着老年人人数的快速增长,按照 2006 年至 2014 年床位的增长速度来看,到 2025 年仍有超过 5 400 个的床位缺口。

　　(2)医养整合性体系服务模式有效缓解了床位的供需窘境:从图 5-18 可见,医养整合性体系服务模式的建立,有效控制了医疗护理床位稳定了医疗护理床位供给满足老年人医疗卫生服务需求的趋势。在保持近几年床位增长趋势下,服务模式的建立通过缓解"压床"问题,做到医疗卫生服务的按需利用,医疗护理床位始终保持"供大于求"的状态。延续目前的床位增长趋势,2025 年床位将有超过 10 000 张的充余,并且调整年限越短,床位供大于求得越多,相比于医养分离下床位供需缺口 5 000 张,服务模式建立的作用显而易见。床位需求可见,如果本市能够尽早建立起医养整合性体系服务模式,医疗护理床位的"一床难求"问题便可早一天得到有效缓解。详细数值见汇总表5‑14。

3. 注册护士供需缺口的变化情况

(1) 医养分离下,注册护士紧缺问题更加窘迫:如图5‑19所示,若保持现有的注册护士增长趋势不变,在不采取注册护士人力补充的其他干预措施,即保持注册护士供给发展趋势稳定不变的情况下,随着老龄化的不断加深,老年人口的迅速庞大,参照床护比与注册护士及护理员比例的标准值,注册护士的供需缺口逐渐扩大,2025年,注册护士的缺口将达到22 241人,相比于2014年,缺口扩大了整整1倍。服务终归是有人提供的,面对如此庞大的注册护士队伍缺失,老年人的医疗护理服务需求保质保量地如何满足呢?

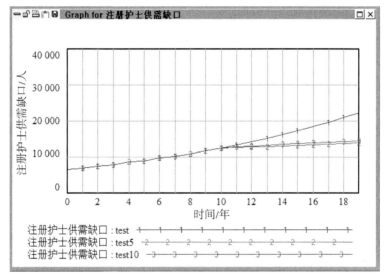

图5‑19　不同干预方案下注册护士供需缺口的变化情况

(2) 医养整合性体系服务模式下注册护士依然不足,增加人力补充成为当务之急:如图5‑19所示,尽管,医养整合性体系服务模式的建立减少了床位的需求,在标准床护比与人员构成比例下,给注册护士需求的"降温",注册护士的缺口明显缩小,并且制度作用发挥时间越快,注册护士缺口越小。相比于医养分离的现实状态,服务模式的建立有效地缓解了近40%的注册护士缺口。

然而注册护士"供不应求"的难题依然严峻。"另辟蹊径"地采取措施,补充人力,扩充注册护士队伍成了当务之急。详细数值见汇总表5‑14。

表 5‐14 上海市医养整合性体系服务供需系统的模拟结果汇总数值(1)

年份	平均住院日/日			床位供需缺口/张			注册护士供需缺口/人		
	test	test5	test10	test	test5	test10	test	test5	test10
2006	76.77	76.77	76.77	− 5 836	− 5 836	− 5 836	6 586	6 586	6 586
2007	80.23	80.23	80.23	− 5 816	− 5 816	− 5 816	6 916	6 916	6 916
2008	83.85	83.85	83.85	− 5 568	− 5 568	− 5 568	7 388	7 388	7 388
2009	87.63	87.63	87.63	− 5 462	− 5 462	− 5 462	7 796	7 796	7 796
2010	91.58	91.58	91.58	− 4 649	− 4 649	− 4 649	8 610	8 610	8 610
2011	95.72	95.72	95.72	− 5 046	− 5 046	− 5 046	8 772	8 772	8 772
2012	100.00	100.00	100.00	− 4 052	− 4 052	− 4 052	9 721	9 721	9 721
2013	104.50	104.50	104.50	− 4 011	− 4 011	− 4 011	10 160	10 160	10 160
2014	109.30	109.30	109.30	− 3 486	− 3 486	− 3 486	10 888	10 888	10 888
2015	114.20	114.20	114.20	− 2 961	− 2 961	− 2 961	11 635	11 635	11 635
2016	119.30	119.30	119.30	− 2 387	− 2 387	− 2 387	12 432	12 432	12 432
2017	124.70	113.50	116.40	− 1 759	− 3 451	− 3 009	13 281	12 566	12 699
2018	130.30	108.80	113.80	− 1 076	− 4 478	− 3 692	14 185	12 707	12 951
2019	136.20	105.00	111.40	− 336	− 5 486	− 4 435	15 145	12 855	13 187
2020	142.40	102.00	109.20	465	− 6 489	− 5 242	16 166	13 008	13 409
2021	148.80	99.61	107.30	1 330	− 7 499	− 6 115	17 251	13 165	13 617
2022	155.50	97.69	105.60	2 260	− 8 534	− 7 058	18 401	13 323	13 811
2023	162.50	96.15	104.00	3 249	− 9 609	− 8 082	19 615	13 477	13 988
2024	169.80	94.92	102.60	4 296	− 10 737	− 9 191	20 894	13 623	14 147
2025	177.50	93.94	101.40	5 401	− 11 930	− 10 390	22 241	13 761	14 287

4. 养老机构床位供需缺口

(1) 医养分离下,养老床位闲置仍是常态:如图 5‐20 所示,由于医疗护理服务水平等因素的限制,目前养老机构的床位有空余,可谓"座有虚席",因而供需缺口呈现负数,即供过于求。若不建立服务模式,利益诱因作用与无序的服务利用下,仍然会有大量的老年人试图进入报销比例更高,相对费用负担更低的医疗护理机构养老。照现有的床位增长趋势下,养老机构的"空床位"将持续"富足",床位的闲置相比于 2014 年,将增长超过 200%。可见,如上文养老机构的需方讨论所述,如无法解决"医养分离"下养老机构医疗卫生服务水平较低,医护人员不足,以及自付费用高的问题,养老机构依旧难以吸引老年人入住。

（2）医养整合性服务模式下养老床位利用增长，但床位供给依然大于需求：如图 5‐20 所示，医养整合性体系服务模式的建立，一方面，将很大程度地缓和医疗卫生机构中的长期床位占用情况，使得达到出院标准但仍需机构照护与护理服务的老人转向养老机构接受所需的服务；另一方面，使得目前在社区和居家的有入住需求的老人通过长期照护保险的覆盖，得到一部分费用补偿，减轻经济负担的情况下进入养老机构，使得养老机构的床位慢慢地充分利用起来。然而，延续 2006—2014 年以来的平均养老床位的增长速度来看，床位仍然是供过于求的。因此提示，目前床位的增长超出了需求，可适当地减缓床位供给的增长速度。但是对比医养分离下的发展趋势，服务模式的建立下，政策调整年限分别为 5 年和 10 年时，2025 年的养老床位闲置将改善 43.1％和 30.5％，可见服务模式建立对于改善养老床位的闲置效果明显。详细数值见汇总表 5‐15。

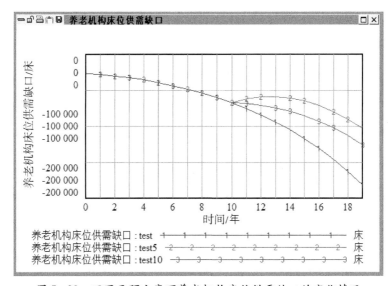

图 5‐20 不同干预方案下养老机构床位供需缺口的变化情况

5. 社区托养机构容纳量的供需缺口

（1）医养分离无法解决，社区托养机构增长容量也是徒劳：结合图 5‐21与汇总表 5‐15，显示 2006—2013 年尽管社区托养机构快速发展，容量增长明显，却依旧无法满足老年人的实际需求。但是 2014 年起，随着老龄化的加深，

表 5 - 15　上海市医养整合性体系服务供需系统的模拟结果汇总数值(2)

年份	养老机构床位供需缺口/张			社区托养机构容纳量供需缺口/人			护理员需求总人数/人		
	test	test5	test10	test	test5	test10	test	test5	test10
2006	-26 838	-26 838	-26 838	59 635	59 635	59 635	309 537	309 537	309 537
2007	-28 448	-28 448	-28 448	61 176	61 176	61 176	341 866	341 866	341 866
2008	-30 487	-30 487	-30 487	60 408	60 408	60 408	374 299	374 299	374 299
2009	-32 993	-32 993	-32 993	56 983	56 983	56 983	406 631	406 631	406 631
2010	-35 681	-35 681	-35 681	52 077	52 077	52 077	442 340	442 340	442 340
2011	-39 522	-39 522	-39 522	40 705	40 705	40 705	471 705	471 705	471 705
2012	-43 953	-43 953	-43 953	25 317	25 317	25 317	501 860	501 860	501 860
2013	-48 476	-48 476	-48 476	7 962	7 962	7 962	536 593	536 593	536 593
2014	-54 235	-54 235	-54 235	-17 358	-17 358	-17 358	566 552	566 552	566 552
2015	-60 391	-60 391	-60 391	-47 082	-47 082	-47 082	599 825	599 825	599 825
2016	-67 372	-67 372	-67 372	-83 904	-83 904	-83 904	633 052	633 052	633 052
2017	-75 247	-62 158	-68 703	-128 890	-101 853	-115 371	666 233	668 917	667 351
2018	-84 096	-59 383	-71 053	-183 287	-132 240	-156 345	699 321	704 273	701 480
2019	-94 000	-58 947	-74 534	-248 515	-176 108	-208 305	732 300	739 144	735 415
2020	-105 053	-60 776	-79 262	-326 211	-234 753	-272 938	765 139	773 536	769 112
2021	-117 344	-64 808	-85 344	-418 224	-309 706	-352 126	797 877	807 519	802 605
2022	-130 991	-71 035	-92 917	-526 767	-402 923	-448 122	830 384	840 991	835 755
2023	-146 128	-79 492	-102 138	-654 425	-516 782	-563 560	862 442	873 753	868 334
2024	-162 887	-90 215	-113 154	-804 085	-653 977	-701 359	893 968	905 744	900 255
2025	-181 406	-103 263	-126 116	-979 056	-817 648	-864 852	924 895	936 912	931 443

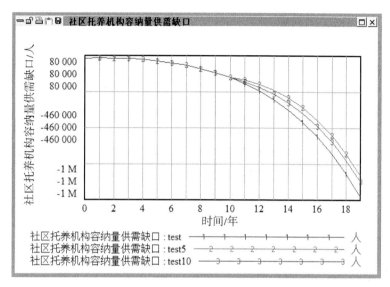

图 5‑21　不同干预方案下社区托养机构容纳量供需缺口的变化情况

老年人医疗卫生服务需求水平的增长,延续现有的床位增长,社区托养机构大幅度的供过于求,到 2025 年社区容纳量将闲置近 10 万。直白地说,医养分离的现实问题不解决,社区托养机构的医疗卫生服务实力不能提升,老年人的照护费用负担无法有效分摊,容量的增长也只是徒劳。

（2）医养整合性服务模式充盈了社区托养机构的利用,但依旧供给增长过快:从图 5‑20 与图 5‑21 的对比可以看出,社区托养机构容纳量缺口与养老机构床位缺口的变化趋势大同小异。医养整合性体系服务模式的建立,使得社区托养机构的利用者增长,容纳量的供需缺口有明显的改善;且政策调整年限越短时,社区托养机构老年人比例增长越快,容纳量的供需缺口越小,但是依然供过于求。对比医养分离下的发展趋势,服务模式的建立下,政策调整年限分别为 5 年和 10 年时,2025 年的社区托养机构容量闲置将改善 16.5％和 11.7％。可见,若建立起服务模式,参照现有的容纳量增长速度,整体上可适当减速,放缓社区托养机构容纳量的扩充,便可实现供需在数量上的均衡。详细数值见汇总表 5‑15。

6. 护理员需求人数

（1）医养分离下,需要庞大的老年护理员队伍:从图 5‑22 可见,由于机构、社区与居家 3 种养老模式均需要大量的护理员。医养分离之下,按照设定额服务人时标准与护理员配置标准,随着老年人人数得不断增加,2025 年时护理员的需求人数将均超出了 90 万人,相比于 2014 年的需求量,增长了 62.2%。如此大幅度增长的护理员需求人数,实属给政府和社区施加了压力。依照现有的护理员供给人数来看,如何快速培养老年护理员,或是另辟蹊径地进行相应地替代,来满足如此大量的护理员人数需求。详细数值见汇总表 5‐15。

　　(2) 医养整合性体系服务模式的建立扩大了对护理员的需求:如图 5‐22 所示,在需求人员总量基数大的前提上,服务模式以及制度的调整时间或长或短、护理员需求人数之间的实际差异并不大。政策调整年限为 5 年与 10 年时,相比于 2014 年,护理员需求人数的增长比例分别为 65.4% 和 64.4%。相比于医养分离的现实情况,参照按照设定额服务人时标准与护理员配置标准,建立医养整合性体系服务模式下,2025 年时护理员的需求人数同样超出了 90 万人,接近 100 万人;换句话说,基于 2025 年时本市常住老年人口接近 700 万人,就是每 7 个老年人就需要 1 个护理员。如何满足这样庞大的护理员需求,是整个社会无法逃避的问题。详细数值见汇总表 5‐15。

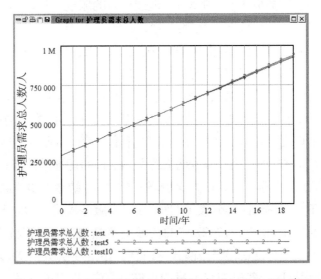

图 5‐22　不同干预方案下护理员需求总人数的变化情况

(三) 供需平衡实现对资源供给调整力度的要求模拟(试凑法)

　　基于系统动力学的政策干预实验的第一部分中从 2016 年起建立并实施医养整合性体系服务模式。在政策调整时限长短不同的情况下,观察政策的干预效果,及供需缺口的大小及其变化趋势,明确供求关系。本部分则是遵照模型目标,为明确供需平衡,在合理化需求,即建立医养整合性体系服务模式下,反推出不同调整年限情况下,各类资源的供给增长达到何种水平时,方可实现供需平衡的理想境界。

1. 注册护士的培养与扩充

不同于其他资源,由于培养需要相应年限,注册护士队伍的扩充不是可以由增长率来简单阐释的。简而言之,专业注册护士的培养并非1年之内可以速成的。因此,研究采取培养专业老年护理注册护士的干预方法来补充现有的注册护士供需缺口。本模型采用了"延迟结构"来模拟现实条件下,注册护士的培养与逐步投入体系提供服务的过程。由图5–23可知,以每年培养500人为例进行延迟结构的分析可见,该结构的初设目标达成。注册护士的培养始于2016年,并逐年增加,当完成培训后,注册护士一批一批地投入医养整合性体系中提供所需的专业医疗护理服务。设定的培养年限为3年,因此3年后注册护士的在培养人数稳定在每年培养人数的3倍。

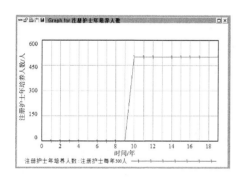 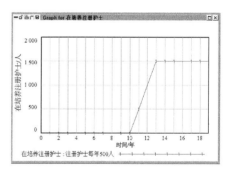

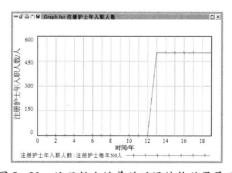

图5–23　注册护士培养的延迟结构效果展示

如图5–24所示,在保持现有系统内注册护士自然增长趋势的基础上,若服务模式建立后的调整年限为5年,则本市每年至少需要新增2 000～2 100

人的专业老年护理注册护士的培养,方可在 2025 年实现注册护士的供需平衡的目标;若服务模式建立后的调整年限为 10 年,则本市每年至少需要新增 2 100～2 200 人的专业老年护理注册护士的培养,才能在 2025 年达到注册护士的供需平衡。

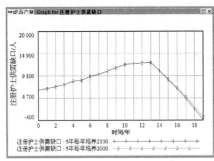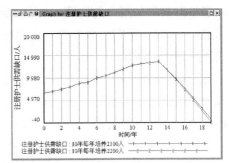

图 5‑24   不同长护险调整年限时注册护士年培养人数反推

除此之外,不难得出,每年新增专业注册护士培养的人数越多,则可越快实现注册护士的供需平衡。2 100～2 200 人的数值可谓是"下限",若体系需要更快达到注册护士的供需均衡,则需要在此基础上,再增加每年培养的注册护士人数。注册护士历年变化的详细数值见汇总表 5‑15。

2. 医疗护理机构实有床位净增长率

应用系统动力学 Vensim 软件的符合模拟功能进行资源供给增长率的反推。由图 5‑25 可知,从 2016 年开始实施医养整合性体系服务模式,若要实现 2025 年医疗护理机构床位的供需平衡,则滑动"实有床位净增长率"的复合滑动条,变动实有床位的净增长率指标数值。

若服务模式建立后的调整年限为 5 年,全市医疗护理机构总床位数以约 2.86% 的年净增长率变动时;以及当服务模式建立后的调整年限为 10 年,全市医疗护理机构总床位数以约 3.27% 的年净增长率变动,可实现医养整合性体系框架下医疗护理床位的供需平衡。因此,可逐步降低现有趋势下的医疗护理床位净增长率来实现医疗护理床位的供需平衡的目标。换而言之,就是转移增长床位所需的资源与精力到立项服务模式的建立以及老年人按需利用的良性引导上。

3. 养老机构床位净增长率

采用上述相同的方法进行供需平衡目标下养老机构床位增长率的反推。如图 5‑26 所示,医养整合性体系服务模式的建立与实施从 2016 年开始时,通

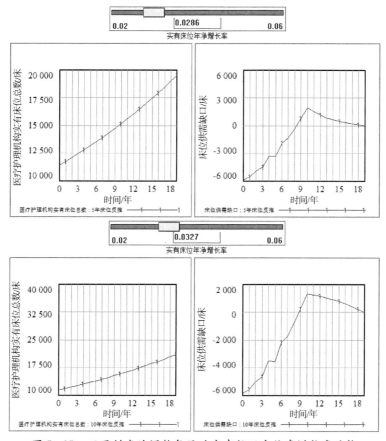

图 5 - 25　不同制度的调整年限时实有护理床位净增长率反推

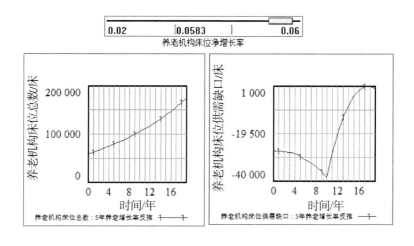

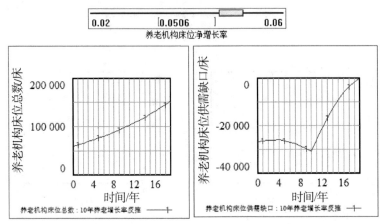

图 5-26　不同制度的调整年限时养老机构床位净增长率反推

过模型中滑动"养老机构床位净增长率"的复合滑动条,变动养老机构床位的净增长率指标,最终可知,当政策调整年限为 5 年,全市养老机构床位年净增长率达 5.83%;当政策调整年限为 10 年,全市养老机构床位年净增长率达 5.06%,医养整合性体系框架下养老机构床位的供需平衡可在 2025 年实现。因此,可逐步降低现有趋势下的养老机构床位净增长率,但要实现服务模式下养老院老年人比例的提升,还需致力于养老机构医疗卫生服务能力的提升,方可实现供需平衡的长远目标。

4. 社区托养机构容纳量净增长率

为明确进行供需平衡目标下社区托养机构的供给侧增长率的条件,进行相类似的试凑法的反推。由图 5-27 可知,根据现实情况设定本市在 2016 年

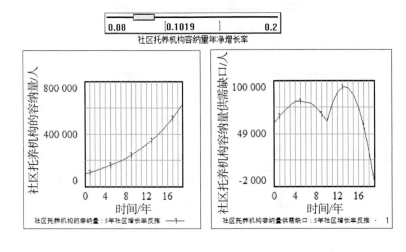

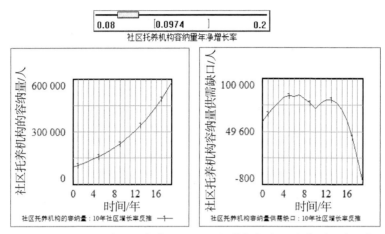

图 5-27　不同制度的调整年限时社区托养机构容纳量净增长率反推

实施医养整合性体系服务模式,滑动"社区托养机构容纳量净增长率"的复合滑动条可知,当服务模式建立后的调整年限为 5 年,全市社区托养机构容纳量年净增长率达 10.19%;当服务模式建立后的调整年限为 10 年,全市社区托养机构容纳量年净增长率达 9.74%,即放缓社区托养机构的容量扩充速度迅速,便可在 2025 年实现医养整合性体系框架下社区托养机构容纳量的供需平衡。类似于养老机构,释放的容量增长压力,需要转移到服务能力的提升,才能配合服务模式,吸引更多有需求的老年人按需利用服务。

(四) 模型模拟与政策干预的小结

医养整合性体系服务模式的建立,机构-社区-居家的养老格局逐渐向"9073"的理想养老格局转变,医疗护理床位的平均住院日逐渐下降,基于此变化,医疗护理床位"一床难求",养老床位空虚闲置的供需矛盾现象得到了明显的缓解。专业注册护士的培养方案可显著地缓解注册护士严重紧缺的难题。此外,致力建立服务模式后,有序的服务按需利用可以缓解老年人医疗卫生与长期照护资源供给增长的压力。可见,面对逐渐深化的老龄化,面对资源利用不合理的现实问题,相比于不断增长和加速资源的供给,大力建立医养整合性体系服务模式,以及提升养老机构、社区托养机构的服务实力与吸引力更显得至关重要。不过本研究所聚焦的仅仅是全市层面上的供需数量均衡,至于供需均衡中重要的"质量均衡"与"结构均衡"方面还有待探索。

九、上海市医养整合性体系服务体系完善建议

(一) 老年护理床位配置基本满足需求,相比于扩大床位规模,促进按需利用是关键

2017年,上海市发布了《上海市老年医疗护理服务体系发展"十三五"规划》(以下简称《规划》),《规划》中明确了老年护理床位建设目标,即到2020年达到户籍老年人口每千人拥有床位15张的标准,这个数值达到了2015年的近2.5倍。无论是床位使用效率分析结果,床位总量的国际对比,还是SD模型的仿真模拟数据中不难发现,床位总体上是满足需求的,床位使用效率才是问题的主要症结,如若无法床位的使用效率施加干预,长期占用床位的趋势日益恶化,就算能够合理有序地匹配老人的养老场所,老年护理床位"一床难求"的噩梦仍将持续。

医养整合性体系服务模式下,平均住院日得到真正切实有效的控制,即体系能够实现不同机构间的服务无缝连接,转诊机制及时有效,无论是医疗卫生服务,还是长期照护服务均按需利用,那么现有的发展趋势下,医疗护理床位的配置总量是能够满足老年人的需求的,且可以适当地减缓床位的增长。更何况本次研究中纳入的仅仅是老年护理相关机构中的明确界定的"护理床位",随着社会老龄化的不断深化,基层医疗机构的床位的设定可适应性地部分转变,《规划》中也指明了"除在郊区保留少部分治疗床位外,社区卫生服务中心的床位逐步转型为护理床位",那么届时床位的供给将足以满足老年人的实际且合理的需求。

因此,为了真正标本兼治地解决老年护理床位"一床难求"的难题,"床位配置增加"与"床位使用效率提升"必须双管齐下。并且相比于一味地致力于迅速、大幅度地扩充床位配置的规模,缓解长期占用床位的不良行为,提高床位使用的综合使用效率,加速床位的有效流通,切实做到医疗护理床位的按需有效利用才是关键所在。

(二) 养老与社区托养机构以满足老年人的医疗卫生服务需求为第一要义,吸引老年人入住

目前,养老机构面临着老年人队伍日渐庞大,而床位却大量闲置的尴尬处境。追本溯源,一方面是由于目前养老机构的费用相对高,增加老年人及家人的经济负担;另一方面,养老机构的医疗卫生服务能力有限,无论是出于解决已有的医疗卫生服务需求,还是防患于未然,养老机构都无法满足老年人的需求。社区托养机构目前的发展可谓是如火如荼。2006—2010年,社区托养机

构的容纳量扩增了 1.5 倍,2010—2014 年的增长则有所缓和。在国家"9073"的理想养老格局下,社区养老的重要性日益突出,也是未来分担机构养老压力,缓和家庭养老所需的有效过渡。

　　无论是采用试验法,还是采用试凑法进行仿真模拟,在养老机构床位供需还是社区托养机构的容纳量供需分析上,都得到了相类似的结果。即目前养老床位的供给从数量上来说能够满足需求,可以说是充足的。并且如果顺应现有床位增速发展,不建立有序的服务利用模式,那么养老床位供过于求的趋势将越来越显著,即床位闲置的问题将更为突出。医养整合性体系构建完善,医养整合性服务模式能在按需利用医疗卫生与长期照护服务的游戏规则下顺利运转的话,床位的数量依然是充足的。社区托养机构的容纳量,在医养整合性体系服务模式的建立,服务模式运作并逐渐产生效力,社区养老的老年人比例向理想值靠近,逐渐上升的过程中,若按照 2006—2014 年的增速扩充容纳量,则社区容纳量十分充裕。如若要在 2025 年,实现养老机构床位与社区托养机构容纳量的供需平衡,养老机构床位与社区托养机构的容纳量供给的增长均可放缓。可见,养老机构床位的增长与社区托养机构容纳量的扩充都非第一要义。

　　"量"的增长问题可以说能转移政府不少的压力,那么转移的压力到了哪里呢? 自然就是床位与容量"质"的问题,也可以说成是这 2 类机构的"吸引力"问题。如何提升床位与容量的"质"和"吸引力"? 简单来说,就是养老机构与社区托养机构要提升实质性的满足老年人医疗卫生服务需求的能力与效率,为其吸引老年人与资源、拓展市场获得核心竞争力。通过与医疗卫生机构签约,抑或自身建设医疗卫生机构,都是其不断提升满足老年人医疗卫生服务需求能力的有效途径;对于这 2 类机构而言,医疗服务层次越接近专业医疗机构,就越能满足老年的现有与潜在需求,才有更为长足的发展动力与市场竞争力。

　　结合国际成功经验,依据我国政府颁布的《关于组织开展面向养老机构的远程医疗政策试点工作的通知》,以及《国务院关于积极推进"互联网＋"行动的指导意见》,基于互联网的远程医疗的智能化技术与方法将成为养老机构与社区托养机构发展医养结合提升服务能力的一大趋势所在。该技术与方法不仅打破了传统思维模式,还能进一步丰富医养结合的内涵,不受限于路程距离,使医疗资源更有效且高效地服务老年人,并减少因路程原因导致的医疗人力与物力资源的浪费。因此,在网络信息化与智能化远程医疗背景下,还需要加强信息化管理平台建设,建立老年人的信息共享数据库,将老年人的多方面数据进行有效的收集与整合,基于"互联网＋"来提升医养整合性服务提供的效率。

在养老机构与社区托养机构不断提升满足老年人医疗卫生服务需求的"软实力"的过程中,政府需要要有针对性、有侧重地加强对2类机构提升自身医疗卫生服务实力与服务过程的指导;配套性地合理增加资金投入,并制定相应的优惠政策进行鼓励;提供政策引导,合理指示机构正确的医养结合的发展方向。

(三) 社区服务适应性调整,发挥地缘性优势,为社区居家老人提供便利医疗卫生服务

老年人大多体弱多病、腿脚不便,大大增加外出就医的困难程度,这对医疗卫生服务的可及性与便捷性也有更高的要求。2009 的新医改又进一步提升社区卫生服务机构在健康管理中的职能与地位,老年人成了其需要重点管理人群之一。社区卫生服务中心贴近居民,在承担社区与居家老年人的医疗卫生服务上既具有专业性,又有地缘性与可及性的绝对优势,在社区居家养老服务体系的医疗卫生服务提供上,无法替代的重要作用。

居家养老和社区养老覆盖了"9073"养老格局下高达 97％的老年人,尤其是其中 90％的居家老人,他们不像机构养老的老年人,可以受到医护人员与照护人员的高度关注。医养整合性体系服务模式是顺应 9073 的养老格局而建立的,这类老年人的医疗卫生服务需求尤其需要被关注,作为社区与居家养老中医疗卫生服务的重要支撑,社区卫生服务中心可谓当仁不让。在上海,目前社区卫生服务中心是家庭医生与家庭病床服务的主要承担者。社区家庭医生服务深入社区,定期上门服务,使居民便捷、有效地获得卫生服务,对于老年人的健康保健与预防管理具有重要作用。此外,家庭病床可缓解医院床位不足的压力,作为医院的延伸服务,将医疗服务搬到病人家中,可节约医疗资源。医养整合性体系服务模型中,家庭病床服务也是为养老机构、社区托养机构和居家老人提供医疗卫生服务的重要渠道。此外,医疗卫生服务能力相对较弱的养老机构也有相类似的需求亟待社区卫生服务中心在医养结合的过程中给予必要的支持。因此,需要重视并且充分发挥社区卫生服务中心或老年护理医院等基层医疗卫生机构的作用,整合社区各种资源,加强建设以社区为基础的医养整合服务体系建设,充分发挥社区卫生服务中心与老年护理院的地缘性优势,增强基层医疗卫生机构对居家与社区养老的医疗卫生服务的延伸与辐射,为社区与居家养老的老年人保驾护航,才能做到维持 9073 养老格局的长足稳定与服务体系的可持续发展。

（四）加强老年护理学科建设，完善老年护理教育与培训机制，建立激励与晋升机制，借力社会志愿者，统筹人力并多点执业，不断壮大老年护理队伍

1. 老年护理人力资源供给总量短缺，与社会需求相差甚远

我国的老龄化问题来势汹汹，老年人的护理服务需求激烈迸发，家庭养老功能的弱化使得护理服务需求社会化趋势明显。然而目前护理人力的供给远远无法满足市场的需求。2006—2014 年期间，本市老年护理相关机构的床护比仅在 1∶0.4 左右，与国家规定的 1∶0.8 的标准床护比之间差距明显。参照 1∶2～1∶2.5 的护士与护理员比例，护理人员总量不足之下，相比于专业性要求更高的护士，学历与素质要求较低的护理员的供需失衡现象更为突出。SD 模型的模拟也得出了相一致的结果。随着老年人的不断增加，家庭病床服务需求的释放，注册护士的需求显著扩大，供给侧不采取新干预措施，保持现有注册护士增长速度的情况下，注册护士的供需缺口与日扩增。此外，理想医养整合性服务体系下，服务模式的构建和老年人按需利用服务时，对护理员的需求犹如搭乘了火箭般与日俱增，而目前护理员的供给则远远达不到需求。护理人力严重短缺与服务需求居高不下之间的突出矛盾之下，老年人的护理需求如何得以满足令人堪忧。

2. 加强老年护理学科建设，完善老年护理培养教育体系，源头上带动注册护士供给

在我国，20 世纪 90 年代老年护理学才被全国多所护理高等院校列为必修课程，有关老年护理的研究开始起步。20 余年来，社会迫切需要的老年专科护理学科始终无人问津，至今仅有少数护理院校开设了老年护理专业，对于课程设置依旧处于探索阶段。如此的教育模式严重滞后了注册护士的培养、教育以及向社会的有效人才输出，以至于现行体制下医养整合性体系内，一方面注册护士严重缺乏，另一方面从事老年护理工作的注册护士且多为各临床科室的护士转型而来，并未接受过专业的老年护理学科教育与培养。老年护理学科建设的滞后与不健全，还导致细化的老年护理人才分级体系的难产，以及缺乏相对应的配套老年专业护士的准入资质相关标准。

模型的仿真模拟也显示，若从 2016 年起，每年培养 2 000～2 200 名的老年护理专业护士，并在完成 3 年学制的培养后输出至医养整合性体系中参与服务的提供，2025 年注册护士的缺口便不再是个紧迫的难题。国家实属应该增加对高等院校资源投入，建立老年护理学专业，强化学科建设，明确其学历要求、知识技能水平等；同时，设立老年护士的准入资质，进行老年护理人才的分级，并明确其职责。老年护理专业教育体系的完善，学科的建立与兴起实现了通过中等、高等院校的正规专业教育补充人力，带拉动老年护理人力资源供给增加的源动力，从源头上改善老年护理人才匮乏的严峻问题。

3. 开展统一多样的护理员上岗培训，改善社会氛围，借力志愿者，壮大护理员队伍

我国历来的法规中均要求养老护理员持证上岗。《养老护理员国家职业标准》颁布后，持证上岗率有了很大程度的提高。然而目前我国仍然有很大一部分老年护理员不能满足这一标准，没有从业的资格证书。

上海的老年护理员专业化培训相比国家是先行一步的，20世纪90年代便已开展。1999年，上海市民政局颁布的《上海市民政局关于本市养老机构工作人员培训工作的暂行规定》（沪民事发〔1999〕1号）的通知，明确机构养老护理员和居家养老护理员必须实施岗前培训，执证上岗，培训内容要包括护理基本知识、老年生活知识和职业道德教育等。经过近20年的发展，持证上岗的护理员的队伍有了大幅度的扩大，然而受限于社会地位低、收入待遇低、职业风险高等，激化了短时间内护理员需求的持续增长与护理员现有基数不足及人员招募难以达成之间的矛盾重重。

发达国家的养老护理员培训模式主要可分为政府培训、市场培训、社会培训和其他培训等。而在我国，目前政府培训模式强势主导，然而这样单一的模式如何能够满足如此大规模护理员培训的需求呢？因此，政府应建立起既集中统一，又灵活多样的老年护理员职业培训机构，施行规范化培训，通过培训考试鉴定来发证，做到持证上岗，这才是积极应对人口老龄化带来的护理员急需挑战的必然发展趋势。

同时，借助权威的新闻媒介与其他手段，加大宣传力度，传播积极的影响，提高公众的认识，争取社会的理解和支持，正确引导公众的观念和看法。一方面，让公众听到、看到、了解当前社会面临的护理员供需严重失衡，急需大量护理员的窘迫现实；另一方面，积极开导大众公平看待与尊重养老护理员的职业，提高对养老护理工作的信任和认同，通过形成良好的社会氛围来无形之中推动养老护理员队伍的发展与建设。

不仅如此，一方面，护理员的招募培训工程浩大，非短期可达成；另一方面，老龄人口众多，且经济状况欠佳，完全靠"花钱买服务"的形式难以满足需求。因此，需要志愿者队伍的加入，来填补老年护理员巨大的供需缺口，解政府于水深火热中。尤其是需要鼓励医药院校的学生、相关卫生部门的工作人员的积极参与，以实现医护及养老队伍的专业化，满足更好地满足老年人的医养整合性服务需求，而非仅仅是生活照料的需求满足。

4. 改善待遇,优化职业规划与发展,为老年护理人力的发展注入长久的动力

为确保老年服务行业人力资源的长久稳定与发展与服务人员的积极性,日本政府提出包括提高待遇、改善劳动环境,在提高工资的基础上由国家预算出资直接补贴介护员,对改善介护员劳动环境的单位给予奖励等措施;并要求提供养老服务的单位要为员工提供培训和职业生涯规划,保证其稳定的职业前景与服务积极性。

老龄化是全球范围内不可扭转的发展趋势,护理服务的社会化需求的刚性特征也日趋明显,老年护理人力的长足稳定与发展势在必行。因此,完善教育体系,加强在职培训的基础上,改善老年护理人员的薪酬待遇、优化该职业的未来发展道路,无疑是增加这个职业吸引力的不二选择。有了职业的吸引力,才能为我国老年护理人力的发展注入源源不断的长久动力。

5. 全面统筹护理人力,推进与规范护理人员多点执业

通过各种形式的教育和培训,扩大医护人力的补充,逐步提高养老服务人员的专业素质和服务能力是壮大护理人力队伍的长久之计,因而需要较长的过渡期。借鉴国际经验,充分利用非全职就业人员,可以有效地解决护理人员短缺的困境。如德国养老机构的护理人员类型构成中,全职的比例仅占42%,兼职的和偶尔来帮工的比例为分别为41%和10%。通过全面统筹医护人力,推进专业护理人员的多点执业,可以实现护理人力的纵向和横向流动,盘活现有的存量,释放和充分利用已有的护理人力资源,提升全盘的服务能力,同时带动老年护理机构与养老机构、社区托养机构的护理人员的补充,以及医疗卫生与长期照护服务能力提升。另外,多点执业也有利于降低社会成本,包括患者经济负担和机构运营成本。因此,促进医护人员多点执业制度的发展与规范,短期内具有统筹护理人力,为医养整合性体系建设,医养整合性服务的提供与发展输入鲜活血液的积极作用。

(五) 积极试点长期照护保险,完善机构定位与出入院标准,需求评估规范按需利用

医养整合性体系服务模式作为化解医疗卫生和长期照护服务的供需矛盾的有效措施,深受理论研究者与实践者的信赖与认可,认为其可以满足新形势下老年人复杂而多样的服务需求。而该模式的可持续发展必然需要强大的经济支撑,但现行分离的医疗保险与养老保险难以应付当前面临的难题。养老保险仅关注养老金问题;由于缺乏长期照护保险,近年来医疗保险被严重"透支"来满足老年人的长期照护服务需求,即长期占据医疗服务功能床位,享受由医疗机构的专业护理人员提供的简单生活照料服务,并通过基于所有人群的医疗卫生服务的医疗保险为其所享受的长期照护服务买单。

根据发达国家的成功经验与我国的实际国情,长期照护保险制度的建立势在必行。2016 年 6 月,国家人力资源和社会保障部发布《关于开展长期护理保险制度试点的指导意见》,同年 7 月,我国开展长期护理保险试点工作,首批试点城市 15 个。上海市政府于同年 12 月颁布《上海市长期护理保险试点办法》(沪府发〔2016〕110 号),正式开始了长期护理保险的试点工作。与此相配套的相关政策,包括《上海市长期护理保险需求评估实施办法(试行)》《上海市长期护理保险社区居家和养老机构护理服务规程(试行)》《长期护理保险服务项目清单和相关服务标准、规范(试行)》《上海市长期护理保险试点办法实施细则(试行)》《上海市长期护理保险定点护理服务机构管理办法(试行)》《上海市长期护理保险结算办法(试行)》也随即颁布,寓意着上海市在创建医养整合性体系中迈出的重要一步。

长期照护保险的建立,以及需求评估标准的制定,为服务模式的构建奠定了坚实的基础,将很大程度上有助于释放医疗保险的压力,使得长期占据医疗卫生机构床位满足长期照护服务需求的老年人得到相应的保障,回归社区与家庭,引导老年人分流及按需利用服务,将有限的医疗卫生留给真正有需求的人。建立长期照护保险的同时,仍需建立独立且可持续性的筹资机制与全面的支付机制,确保新建成的长期照护保险与医疗卫生保险均免受冲击。此外,重点做好与其他社会保障政策特别是医疗保险政策的有效衔接,并适当开发适应"医养结合"养老模式所需要的商业保险作为补充,发挥其风险分担作用。

SD 模型仿真模拟的结果指示,医养整合性体系服务模式建立到产生预期效果之间的调整时间越短,相应的床位缺口抑或是人员缺口就越小。因此,为了加速长期照护保险的政策效果显现,一方面,需要积极地面向公众进行新政策的宣传;另一方面,逐步完善服务模式顺利运作所需的其他"重要零件"。层级明晰的机构分层与功能服务定位、统一的需求评估以及衔接机制——统一的出入院标准,构成了医养整合性体系下医养服务模式有序运作的游戏规则,缺一不可。目前,上海市已颁布了试行版的统一需求评估,评估结果决定着老年人将以哪种形式,在哪个场所养老。有效与公平是需求评估不可忽略的重要命题,也是重要的原则。因此,试行版的需求评估仍然需要经过政策效果评价,依据科学、公平与有效的原则,进行进一步的优化。

（六）社区平台强化资源整合，引导社会力量，引入市场机制，加强监管保证服务质量

2015 年，上海市推动了新一轮的上海市社区综改革，其中的基本原则之一便是以社区卫生服务中心平台建设为中心，其中的一个重要定位便是"医养结合的支持平台"，以社区卫生服务中心平台为载体，整合各类医疗卫生与社会资源，对社区与居家以及养老机构中的老年人群提供必要的基本医疗护理服务，形成有效的医养结合模式。

从国际发展趋势不难看出，面对庞大的老龄人口和多样持久的服务需求以及复杂多变的形势，由政府直接包揽所有医养整合性服务，不仅效率低，难以满足需求还会给政府财政带来沉重的包袱，需要外界多方力量的介入，尤其是要建立起政府、市场、社区和非政府组织等多方合作机制，参与为老年人提供医养整合性服务。日本的介护制度成功地将长期照顾服务市场对社会力量开放，将老年人长期护理引入市场化运作，鼓励社会力量进入居家和社区养老行业，利用竞争机制得以使市场配置资源作用充分发挥。《中国老龄事业发展"十二五"规划》便确立了"政府引导与社会参与相结合"原则，社区养老服务中政府在的角色并不完全是服务的提供者、购买者，更多的应该是倡导者和组织者。2017 年 3 月，国务院办公厅颁布了最新的《国务院办公厅关于进一步激发社会领域投资活力的意见》(国办发〔2017〕21 号)中明确：为了在医疗与养老领域中引入社会力量，需要有效地放宽行业准入，扩大融资渠道，优惠土地税收政策等措施。鼓励与引导社会力量加入，促进服务提供主体多元化，同时探索引入并推崇市场机制，通过合理的竞争机制，提高服务供给主体的积极性，确保服务水平不断提高。在此过程中，为了维持稳定的秩序，确保社会力量的加入不会扰乱原有的体系有序运转，社区平台必须承担起监督管理与技术指导职责，成为名正言顺的"医养结合平台"，整合医疗卫生与长期照护资源，也有效整合公共资源与社会力量，引导社会力量有序进入老年市场，发挥竞争优势，创新服务及管理模式。

（七）大健康观念下，多部门协同合作，实践医养整合性体系下的健康共治

医养结合是我国积极实践健康老龄化进的一项重要的制度创新。这需要多部门协同合作，打破部门垄断与条块分割，共同致力与此。例如，社区卫生服务机构提供的居家医疗卫生服务，该过程中免不了需要获得民政、社保等部门在政策与资源的支持。

2016 年 8 月，全国卫生与健康大会上，习近平总书记提出了"推进健康中国建设,要把健康融入所有政策"。树立大卫生、大健康观念,实现健康与经济、社会的良性循环与协调发展,进一步建立多部门参与和协调一致的有效机制,横向发力,通力合作,即所谓的健康共治(Governance for Health)。

　　健康老龄化理念下,要构建医养整合性体系,建立有效的服务供需模式,并非卫生系统或是民政系统可以承担的,势必需要卫生、民政、医保、财政等多个部门,以老年人的健康为落脚点,各司其职的基础上,相互协调,通力合作。

第六部分

理 论 支 撑

一、研究理论与方法

(一) 均衡理论

1. 市场均衡理论

均衡是一个重要的经济学概念之一,200 多年前即已存在。"均衡"强调的是市场之间相互作用的重要性,被认为是市场中各种力量难分伯仲,相对制衡以至达到势均力敌的一种相对稳定的状态。在该状态下,经济行为主体基本达到了自身利益最大化,不再倾向于自身利益的优化,市场中的资源配置实现效率最大化。此时的"均衡"状态,不仅是市场中某一行为主体利益最大化的均衡,而是市场整体利益达到稳定状态下的最大化,称为一般均衡。在一般均衡条件下,市场内所有商品均达到供需平衡,形成一种稳定的状态,市场及供求关系等均具备趋向均衡的力量。帕累托最优配置理论便是基于一般均衡理论,指的是一种总体供求平衡的最优均衡状态。

2. 制度均衡理论

从供求关系上来阐释,制度均衡是指影响人们的制度需求与供给的因素一定时,制度供给适应制度需求。当制度的供给适应了制度的需求时,制度达到了预期目标,实现预期功能,便达成了一种稳定状态。制度设计者设计的内部激励机制,能够满足制度所涉及的各种组织、集团和个人的利益需求,实现局部利益诉求与整体目标和功能的一致,从而达到均衡的状态。

本研究以市场均衡理论和制度均衡理论为指导,分析与衡量医养整合性体系总体与相关各方的均衡状态;进行医养整合性体系服务模式下医疗卫生与长期照护资源供求关系的分析探索,从整个体系的"一般均衡"出发,依据老年人的实际服务需要与需求,进行资源的最优配置。基于"制度均衡"引入"政策调整时限"进行系统仿真；以供求均衡为目标筛选明确政策措施，提出积极的政策建议。

(二) Grossman 健康需求理论

医疗资源具有稀缺性，医疗资源需要的无限性及可利用资源的有限性是摆在人们面前的难题。社会层面上面临着医疗服务产出、医疗服务的最佳生产方式以及医疗服务的分配3个方面难题。个人层面上则受到预算与时间的双重约束，面临着在医疗服务投入和一般商品投入两者之间的选择。

美国纽约州立大学 Grossman 教授基于 Becker 的人力资本理论，于 1972 年推导出基于人力资本理论的研究医疗服务和健康需求的模型，并建立较为完善的健康需求理论，推进了人力资本模型在健康领域的运用，成为日后学者们研究健康需求和医疗服务需求的基本理论框架，被广泛地检验。

Grossman 健康资本需求理论的关键点在于将健康视为随年龄增长而不断折旧耐用型的资本存量，并且阐明了健康和医疗服务的区别与联系。在特定年龄节点后，年龄的增加会导致健康资本折旧率的提升，为尽可能维持现有健康资本存量，个人不得不增加投资以弥补健康存量的折损。健康为产出，而医疗服务则是产出健康所需的投入，消费者需要的并非医疗服务本身而是健康，医疗服务需求是健康需求的派生需求。综合上述可得，个体对医疗服务的需求会随年龄在某个阶段之后健康资本折旧率不断提高而增加。此外，将不确定性引入 Grossman 模型分析得出，不确定性同样可引起个体对医疗服务需求增加。疾病发生的不确定性本质上可以说就是健康资本折旧的不确定性，并由此引发了医疗支出的不确定性，这是医疗保险产生的基础。Grossman 模型中年龄、服务价格以及保险的影响路径可阐述如下。

1. 年龄

年龄可通过2条渠道对健康发生作用。第一，随着年龄增长，健康资本折旧率增大，其他因素不变的前提下，健康随年龄增长而弱化；第二，投资带来健康收益随年龄增长逐渐缩小，人们对健康的需求也会减少，但并非对医疗服务需求的减少，对医疗服务的需求不减反增。

2. 服务价格

卫生服务价格对健康需求的影响可借鉴以下2个效应来解释。替代效应，当卫生服务价格提高，健康的相对价格也随着提高，消费者将减少对健康的需求；收入效应，当卫生服务价格提高后，消费者的相对收入会减少，消费者的健康需求量同样会减少。那么在替代效应和收入效应双管齐下，医疗服务价格上升则引起消费者健康需求量的降低。

3. 保险

在保险的共付作用下,消费者只需负担一部分服务费用,其余大部分费用则由第三方支付。Grossman 模型中虽未涉及医疗保险,但其作用足以影响健康投资的需求。一方面,保险的介入使消费者利用服务的相对价格降低而引起服务需求增加;另一方面,享有保险的情况下,消费者的医疗需求曲线会变得没有弹性,即保险可使消费者的医疗服务需求免受价格变动的冲击,相对稳定。

本研究以该理论为指导。一方面,明确老年人的医疗卫生服务需求随年龄增长的变化趋势,基于年龄、价格,尤其是保险对服务需求的多重作用,指导分析医养分离下,医疗保险对老年人服务利用的影响,指导供需矛盾机制中服务需方行为的分析与推导;另一方面,明确建设和引入长期照护保险后,老年人对服务需求与利用的变化情况。为医养整合性体系服务模式建成后,老年人对医疗卫生和长期照护服务需求的变化提供理论支撑。

(三) 现代医疗保险系统理论

在现代医疗保险系统中,医疗保险机构、医疗服务提供者、被保险人以及政府,形成了一个复杂的三角四方的立体关系,如图6-1所示。它们各自有各自的功能设定,也相互密切关联,相辅相成地形成密不可分的整体,具体关系表现如图6-1所示。

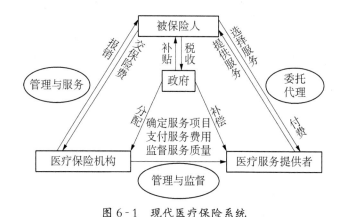

图6-1　现代医疗保险系统

1. 医疗保险机构与被保险人的关系

主要表现为保费收缴、医疗卫生服务的组织以及相关费用支付。取决于保费高低及费用的补偿形式的参保自愿性是这一关系的主要影响因素。

2. 医疗服务提供者与被保险人的关系

主要表现为服务的提供与利用，以及服务费用的支付与收取。个人服务选择的自由程度与被保险支付的直接费用高低是这一关系的主要影响因素。

3. 医疗保险机构与医疗服务提供者的关系

医疗保险机构确定为被保险人提供的服务项目、向服务提供者支付费用，以及监督服务质量。可提供的服务范围、费用支付方式与多少是这一关系的主要影响因素。

4. 政府与其他三方的关系

政府对其他三方进行管理与控制。政府管控医疗保险的政策方式与程度作为这一关系的主要因素。

本研究将以现代保险系统理论作为指导与框架，基于系统内相互关联的四方之间的具体关系以及关系的影响因素，进行医养分离下，长期照护保险缺失下，医疗卫生与长期照护服务供需矛盾的形成机制分析提供思路借鉴，并为解决供需矛盾，推导解决路径提供科学的理论基础。

（四）系统动力学

系统动力学（system dynamics，SD）是分析和研究复杂信息反馈系统的一门学科。运用系统动力学方法，可通过提供结构化的思考方法，选择全面广泛的视角，平行综合各项因素，对复杂系统进行目的性地仿真。这可谓是提供了一间"政策实验室"，在最终做出决定之前，可以用它来模拟特定的行动、决策或政策的结果。有专家将系统动力学方法引入医疗卫生服务体系的相关研究中，构建了多种不同的系统模型，如宏观医疗卫生服务系统模型、医疗卫生筹资系统模型、公共卫生服务系统模型以及社区卫生服务系统模型等，运用该方法在医疗卫生领域的基础理论、技术方法及应用策略等方面进行了不少有益的探索。本文将运用该方法进行医疗卫生与长期照护服务供需现状及未来发展趋势。

1. 系统动力学基本原理　系统动力学是系统科学理论与计算机仿真相结合、研究系统反馈结构和行为的一门学科，是系统科学与管理科学的重要分支，为适应现代社会系统管理需要而发明、发展与运用。它并非依据抽象的假设，乃是以现实世界的存在为前提，不求"最佳解"，而是从整体视角出发，寻求改善系统行为的方式和行径，通过对系统的实际观测信息来建立动态的仿真模型，以计算机试验来获得对系统未来行为的刻画与描述。

由于非线性因素作用的存在，高阶次的复杂时变系统往往会表现出千姿百态的、反直观动态特性。在系统动力学的方法学中，系统的具体行为模式与特性取决于其结构的复杂性。基于此,以控制论为理论基础,系统动力学将生命系统和非生命系统均视作信息反馈系统来加以探索研究,认为每个系统中无一例外地皆存在信息反馈机制;其次,将研究对象合理划归为若干个相互衔接的子系统,并建立各个子系统无缝连接的因果关系网络,立足于整体以及整体中的部分之间的相互关系进行研究,以"整体观"替代传统的"元素观";第三,综合运用定性与定量结合、系统综合推理等研究方法,建立计算机仿真模型流图,并构造函数关系式,实施计算机仿真试验,测试模型的有效性,实现社会系统动态行为的科学仿真,为战略与决策的制定提供可参考的科学依据。因此,系统动力学模型可作为现实系统,特别是社会、经济、生态复杂大系统的"科学实验室"。

2. 系统动力学建模步骤

(1) 明确研究目的与假设:运用系统动力学对医养整合性体系下服务需求与供给的变化的仿真主要是为了认清在这一系统结果表现问题形成过程中涉及要素的复杂相互关系,以便确定问题系统结构和设计最佳运行参数。

(2) 结构分析:在明确模型目的与假设之后,接着就要确定系统结构。这是因为系统动力学分析的问题系统动力机制是基于系统结果问题形成过程中的种种因素而产生,并且外部因素不给予其内部行为以本质的影响,也不受内部因素的控制。

(3) 反馈回路分析:通过因果关系分析,明确系统结果的形成机制的具体特性,该特性可用各要素之间的因果关系来展示,运用特定的表示因果关系的反馈回路来描述。

(4) 建立系统动力学模型:首先,需要构建系统动力学流图。流图是根据因果关系反馈回路,应用专门为系统动力学制订的描述各种变量的符号绘制而成的。其次,建立函数关系式。流图虽然可以简明地描绘系统各要素间的因果关系和系统结构,但它不能显示系统各变量间的定量关系及参数的具体数值。因此,函数关系式是系统动力学模型定量分析不可缺少的组成部分。

(5) 计算机仿真实验与结果分析:为使仿真实验结果能达到预期的目的,或者为了检验系统结构是否有缺陷(导致这些缺陷的原因往往是因果关系分析的判断错误),必须依据现实,对仿真结果进行综合分析。

(6) 系统模型的修正:根据仿真结果和模型测试结果,可反复对系统动力模型进行修正。修正的内容包括:模型结构修正、模型运行参数修正、策略修正,甚至重新确定模型的边界等。

（7）模型的运用：经过测试和修正的模型主要有 3 个用途，即系统结构分析、行为趋势预测和政策评价。

3. 系统动力学在医疗卫生及老年医养整合性体系建设的研究进展与运用

（1）国外系统动力学的运用已逐步扩展至医养整合性体系建设：系统动力学作为一门新兴的边缘交叉学科，由麻省理工学院的 Forrester 教授在对经济与工业组织系统深入研究后，基于有关系统的信息反馈、基本组成等重要观点于 1956 年创立。它以反馈控制理论为基础，通过计算机仿真技术探索与分析社会经济系统的未来发展战略与规划，因而被广称为"战略实验室"或"社会实验室"。自 20 世纪 50 年代中期以来，借助于非线性动力学的数学理论系统的支撑，系统动力学被广泛且成功地应用于相关行业。例如，工程、经济、国防及生态等。经历了 3 次飞跃性的发展后，到了 20 世纪 90 年代，系统动力学在众多领域被广泛应用：宏观的到国家的经济社会，微观的到人体生理的某个系统的研究。各行各业、不同领域均视其为系统有效的分析手段和科学决策方法。此外，系统动力学还与其他学科融会贯通，相互借鉴，在混沌理论、分岔理论及交叉理论等研究中取得了不小的进展。

作为被认可重要价值的系统科学，该方法在卫生领域也得到了广泛的研究与应用。它既被用于改善卫生服务提供与能力方面，如急诊部门的病人分流、疾病筛查、卫生服务需求、劳动力需求及医疗机构的就诊流程优化等方面。它也被用来帮助描绘和理解多样的风险因素与健康问题，如儿童肥胖症、吸烟、糖尿病及心脏病之间的复杂关系。这些研究多是从一个角度进行深入，较少从整体上对卫生系统进行研究。

卫生政策制定者还运用该系统科学方法映射卫生系统和预防系统的构成，探索两者之间的交互作用，通过分析政策选项来支持建立有效且高效的系统。此外，该建模方法所开发量化的政策分析工具还能用于指导有效和公平的资源投入，更能解决复杂的公共卫生问题。因为它能帮助试图辨别出最需要重点公共卫生行动的地方，以及行动实施的强度，有主有次、有理有据地来暂时排除不需要的投入与策略；该方法能够系统地和定量地分析一系列干预和政策方案，并识别系统中通过小投入能获得高收益的杠杆式的政策干预点。

随着老龄化问题的不断突出与系统动力学运用领域的不断拓展，系统动力学便从上述领域扩展到了养老、长期照护甚至是医养结合领域，并且在医养整合性服务的供需问题上也有研究给出了思路与方法学应用的实例。Alexander Horsch 建立了创新性老年护理系统［the innovative care for elderly (ICE) system]SD 模型,该模型涵盖了人口变化、服务支出与服务筹资的经济子模块和以需方实时变动的生活质量及各个组成部分为主的生活质量子模块,基于对整个系统的基本控制回路与动态行为的掌握,来科学评估采取不同政策干预方案下,卫生保健系统创新所带来的对经济和需方生活质量的影响。Ansah 等以新加坡的医养结合的实施计划为基础,构建了反映有医养整合性服务需求的老年人与体系容量与供给能力内在关系的 SD 模型,用以明确不同医养整合性体系容量与供给能力提升速度(即服务供给能力调整所需的年限不同),对医疗卫生服务的利用、长期照护服务需求,以及医疗卫生专业人员需求的影响。此后,Ansah 等又于 2016 年在原来模型的基础上进行了发展,建立起了护理安排模型(care arrangement model),用于明确当前的不同长期照护政策及各种不同替代政策的选择,和政策组合下老年失能人群非正式的家庭照顾者的劳动力市场参与和实际需求情况。

尽管系统动力学在医学卫生领域的运用已相当普遍,涉及众多方面,从微观到宏观,但是该方法学在老年医疗卫生与长期照护方面的运用仍未达到普及的程度。但是这为数不多的几个研究,提供了珍贵的科学基础与依据。

(2) 国内系统动力学已运用医疗卫生及养老领域,医养整合角度的研究鲜见:我国系统动力学的研究起步于 20 世纪 70 年代末 80 年代初期,经历了40 年左右的发展,已经广泛应用于人口学、生态系统及可持续发展、区域城市规划、物流链、军事和武器等各个领域。资源供需管理仍然是目前运用最为广泛的领域。陶经辉等基于物流人才的供需及其与产业经济之间的相互关系,构建形成了物流人才与产业经济的 SD 模型,针对物流产业的人才供需及流动方向进行了仿真模拟。何力等综合考虑水资源供给与需求实际现况、非常规水源的使用、“南水北调”的水资源以及价格等因素,用系统动力学方法模拟了水资源供需状况及未来演变趋势。

医疗卫生是现代服务业的重要组成部分,具有整体性、复杂性、动态性与开放性多重特征,系统动力学对于研究这类复杂,尤其是呈现非线性系统具有无可比拟的优势。因此,近年来,系统动力学在医疗卫生领域的运用有了较大的发展。不少学者运用其进行卫生体系发展研究、医疗机构绩效及运行管理、机构转诊机制、需方就医选择以及医疗人力物力资源配置等,可谓进展颇丰。

卫生体系发展研究属上海第二军医大学的张鹭鹭教授以及科研团队的研究成果最为突出。通过系绕动力学方法的运用,构建了我国宏观医疗卫生服务系统、筹资体系、补偿机制和微观医疗机构卫生服务系统等。医疗机构绩效及运行管理方面,姜凯心、曾雁冰和王朝昕运用系统动力学的方法构建我国公立医院补偿机制的系统动力学的模型,探讨了公立医疗机构的补偿机制、存在问题与解决策略。关理采用系统动力学方法进行建模,并模拟社区卫生服务机构在实施"收支2条线"后的财务收支状况与"零差率"后药品实际费用比例的变化趋势,并据此提出了长期发展的建议。张志强和熊季霞为影响公立医院综合绩效的因素构建系统动力学模型来探索。机构转诊机制方面,甘筱青和李红运用系统动力学的理论与方法,对影响转诊的因素进行了反馈分析,建立了转诊机制的因果关系图,明确了转诊实施困难原因并提出了改进建议与措施。卢杨等为了明确医院与社区互动问题的作用机制和获得能够解决转诊不畅以及资源交流匮乏的作用路径,利用系统动力学因果关系图的原理与方法,构建医院与社区互动逻辑模型。雷光和董加伟基于系统论角度,运用系统动力学建模方法,分析建立了针对双向转诊制度,设计各类利益相关者的社区卫生服务机构系统动力学模型,提出了改善社区卫生服务效率的有效途径和策略建议。需方就医选择方面的研究由于众多相关因素难以量化的问题,产出多以理论逻辑模型为主。但是其中张宇等在建立逻辑模型的基础上,又更进一步地分别构建了农村人群门诊与住院就医选择行为的系统动力学模型,量化模拟并揭示了农村人群就医选择行为的特征以及系统结构演化的结果。围绕医疗人力与物力资源配置。运用系统动力学的研究成果颇为丰富。何国光和李树刚结合贝叶斯预测分布与系统动力学方法,仿真模拟并比较选择了突发事故发生时,常规病人和突发病人之间最有效的医疗资源配置。曹宇和温小霓参照"总收益"相关指标,基于系统动力学仿真平台,构建了城市医疗资源调整优化模型,分析我国现有医疗资源配置的科学性与效率,指出当前模式的不足。关理等在区域卫生规划中,以卫生分类指标为基础,以医疗机构内部卫生人员配置构成比例为依据,对各地医疗机构的卫生人力资源配置需求量进行系统动力学模拟。栗美娜等基于系统动力学构建了医疗卫生人力动员补偿的系统动力学模型,深入探讨了医疗卫生人力动员补偿对动员速度和成本的影响。

老龄化问题的日益凸显,激化了研究者对于系统动力学在养老领域的研究倾向。近年来,系统动力学与养老相关研究的结合程度也颇为紧密,运用较多集中在养老保险、养老人力资源供需、养老服务供需方面。养老保险领域,王平利用系统动力学仿真模拟了养老金筹资、运营与发放的全过程,并预测了社会养老保险基金的未来发展演变趋势,探索了影响养老金稳健运营的关键因素。张璐也运用系统动力学,针对养老保险基金的可持续性问题进行了深入的探索,模拟了不同政策下基本养老保险基金的收支状况。林荣增则以我国养老保险筹资研究对象,基于筹资模式的理论与运行机制,解析并搭建系统动力学模型仿真模拟了筹资模式对养老保险财务可持续发展的动态影响,提出统账分离,以税费分筹的对策建议。养老人力资源供需方面,邵伟构建养老人力资源供需的系统动力学模型,通过政策仿真来探索系统中的重要参数对人力资源供需的影响程度,以便针对性提出政策建议。养老服务供需方面,刘光磊调查了上海市的老年人居家养老服务需求,并基于因素筛选构建老年人居家养老服务需求的系统动力学模型;利用模型仿真预测了未来服务需求的走势,并通过政策参数的改变模拟了不同政策干预措施下的变化情况。王菲菲在明确养老服务体系结构及其运行机制后,构建了养老服务体系的系统动力学模型,仿真模拟并测算得到供需平衡状态下,养老服务体系关键参数的数值,以及不同的养老服务方式(居家、社区与机构)的规模比以及资金投入比例。

除此之外,国内也有少数的研究立足于长期护理保险进行系统动力学的结合运用。例如,王维以保险基金结余量为切入点,对长期护理保险基金结余的收入和支出相关因素进行了变量设计,建立了上海市长期护理保险基金运营的 SD 模型,仿真模拟了长期护理保险基金的运营状况,对缴费率和财政补贴的比例进行了合理的调整建议。

上述的相关研究仅仅是单纯地从医疗卫生的角度,或者是养老的角度进行相关的建模与分析。目前,并没有结合"医养整合"与"系统动力学"的相关研究。

4. 本研究的适用性分析及应用考虑

以健康老龄化需求为导向的医养整合性体系,而属于典型的时变系统。该高阶系统由医疗卫生体系和长期照护体系两大子系统构成,系统内部有多方利益相关者,相互作用,相互协调,并受到政治、经济等外界因素的影响,符合系统动力学模型的构成要素特征。

本研究运用系统动力学方法建模,通过将需方健康及生活自理能力等服务需求的影响因素,以及对长期照护及医疗卫生服务利用的影响因素,服务提供方提供生活照护及医疗卫生服务能力的影响因素等纳入系统,建立模型并仿真分析,借助体系床位、护理人力等多项具体指标,明确现有体系下,长期照护服务与医疗卫生服务需求与供给之间的不匹配程度及"缺口"的严重程度及其演变,健康老龄化需求满足情况的动态演变趋势,动态模拟当前"医养分离"

问题的严重性发展趋势。在模拟现状的基础上,结合体系优化的政策措施与干预点,完善并构建政策干预的模型,进行政策潜在干预效果的动态模拟仿真,以验证研究所得体系建设策略的科学性、可行性与合理性。

二、资料来源与收集方法

(一) 文献归纳分析

根据研究探索需要,全面查阅国内外相关的期刊文献、书籍、政府文件、法规政策、政府机关网站等。①明确国内外研究的进展,包括研究思路、研究内容、分析工具、分析角度、方法学运用、理论基础及研究结论等;②系统收集二次资料数据,包括《上海市卫生统计年鉴》《上海市老年人口和老龄事业监测统计》等,明确上海市各类卫生与养老相关统计数据;③系统收集指明老年人医疗卫生与长期照护服务需求的影响因素维度与指标与测量工具,明确服务体系供需现状的指标;④全面系统收集我国医养结合的模式、各地进展以及模式的优势与实践中存在的问题与推广的阻碍因素;⑤系统收集具有成功经验的发达国家与地区医养整合性体系的发展历程、建设现状与职能发挥,归纳整理、初步确定理想的医养整合性体系框架;⑥系统收集关于我国服务供需矛盾的原因与作用机制分析,系统整理并归纳我国医养分离问题的影响因素与形成机制;⑦全面系统收集与整理系统动力学方法在医疗卫生体系与养老服务体系建设方面的运用;⑧系统收集医养整合性服务供需的系统动力学模型的指标、指标间的数量关系及数学表达公式。为进行深入的探索奠定坚实的研究基础,为更好的探索与创新做好铺垫。

(二) 焦点小组法

焦点小组法(focus group)是常用的定性研究方法,用于收集被调查者关于某一主题的认知、态度与评价。焦点小组通常由 1 位主持人带领 6～10 名被调查者组成,在轻松的氛围中开展。小组成员相互交流,从不同角度展开对某一主题或观念的深入讨论,试图在互动中产生"群体动力"激发成员思维,使得相比于一对一访谈同等数量的调查者时得到更多的有效信息。

本研究通过邀请有内设医疗机构的养老机构从事相关工作的、具有丰富经验的管理实践操作者参与,围绕内设医疗机构的服务开展情况,老年人服务需求的满足情况,以及该模式应用的现存问题等展开讨论。

(三) 现况调查

本研究的现况调查针对服务的供需双方展开,主要可分为老年护理相关机构的基本情况调查、老年护理相关机构管理者的意向调查,以及机构住养老人与社区居家老人的调查。下文将按需分别详细介绍调查时限、调查对象确定及调查内容等。

1. 机构基本情况调查

本研究在 2011 年与 2015 年,进行了 2 轮上海市老年护理相关机构的现况调查,2 次现况调查具体情况如下所示。

(1) 调查时限:2011 年机构基本情况调查,调查时限为 2006—2010 年,即最近 5 年的情况;2015 年机构基本情况调查,调查时限为 2011—2014 年,即最近 4 年的情况。

(2) 调查对象的确定:

1) 2011 年现况调查的机构确定:老年护理院:对全市 71 家老年护理服务机构实施普查,包括第一和第二、第三冠名老年护理院;社区卫生服务中心:采取分层随机抽样,全市共调查 36 家。

首先,将上海市 18 个区按照经济水平(人均 GDP)分成好、中、差 3 个层次,其中经济水平较好的区有浦东新区、黄浦区、卢湾区、徐汇区、长宁区和静安区 6 个区,经济水平中等的区有普陀区、闸北区、虹口区、杨浦区、闵行区和宝山区,经济水平较差的区有嘉定区、金山区、松江区、青浦区、奉贤区和崇明区。

每层内分别进行随机抽样,抽取 2 个代表性区作为样本区。随机抽取的结果为长宁区、普陀区、虹口区、浦东新区、金山区和崇明区 6 个区作为样本区。

在 6 样本区内,按照经济水平(人均 GDP)将辖区所有乡镇分成好、中、差 3 个层次,每层个抽取 2 个作为机构基本情况调查的样本,每个区调查 6 家社区卫生服务中心,作为基本情况调查样本。全市合计 36 家。

2) 2015 年现况调查的机构确定:全市所有的老年护理相关机构实施普查。共计纳入全市 305 家老年护理相关机构。其中,第一冠名老年护理机构 25 家;第二、第三冠名老年护理机构 54 家。其中第一冠名为社区卫生服务中心的机构 47 家;没有冠名老年护理院的社区卫生服务中心 192 家;含护理床位的二级医院 34 家。由于协调困难,综合性民办医院并不包括在内。

(3) 调查内容:为了能够全面摸清机构现有服务供给能力现状,前后 2 次现况调查均针对全院包括人力资源、床位、服务量等基本情况展开。具体如下:①机构床位情况,包括机构治疗、老年护理、康复以及舒缓疗护核定床位数与实有床位数、实际开放床日数、实际占用床日数和出院者占用床日数等；②机构人力资源情况，包括机构从事老年护理的护理人员，包括护士与护理员人数等情况。

2. 机构管理者意向调查

（1）调查时限：老年护理院与社区卫生服务中心的机构管理者意向调查，以调查当日为基准，调查机构此前的回顾状况，以及未来的发展探索意向。

（2）机构管理者的确定：实施普查。针对全市 271 家社区卫生服务中心和老年护理机构，其中第一冠名老年护理机构 26 家；第二、第三冠名老年护理机构 54 家，其中第一冠名为社区卫生服务中心的机构 47 家；没有冠名老年护理院的社区卫生服务中心 192 家。每个机构的主任或院长作为代表，展开意向调查。

（3）调查内容：调查内容围绕机构目前老年护理服务的开展情况，社区卫生服务中心"医养结合"服务的开展现状，机构"医养结合"服务模式的意向展开。具体如下：①访谈对象的基本情况：包括职务、文化程度、职称、工作年限等；②"医养结合"服务模式意向调查：包括医养分离问题的发生情况、"压床"问题的严重程度与床位占用比例、认为签约服务推行的阻碍因素，对医养整合性体系服务模式的认可程度，认为服务模式推行困难的原因，服务模式推行所需的支撑保障条件等。

3. 机构在住老人与社区居家老人调查

（1）调查时限：机构在住老人与社区居家老人调查，以调查当日为基准，调查机构入住老人此前 12 个月或 6 个月的回顾状况，以及调查当日的情况，具体时限详细依据调查表询问事项。

（2）调查对象确定：机构在住老人调查的调查对象确定采用分层整群抽样方法；社区居家居家老人调查的调查对象确定采用多阶段分层随机抽样方法。具体抽样步骤与样本确定如下：

1）样本区（县）的确定：分层随机抽样。将全市 17 个区（县）按照中心城区、近郊和远郊分为 3 个层次，每层包含的区县分别为：①中心城区：虹口区/普陀区/黄浦区/杨浦区/徐汇区/长宁区/静安区/闸北区。②近郊：浦东新区/宝山区/嘉定区/闵行区/松江区。③远郊：金山区/青浦区/奉贤区/崇明县。

按照中心城区、近郊和远郊各抽取 3 个、2 个和 1 个样本区（县）的要求，分别进行随机抽样。最终抽取的 6 个样本区（县）为徐汇区、静安区、闸北区、浦东新区、嘉定区和金山区。

2) 样本机构的确定：①社区卫生服务中心与老年护理院的确定：在已确定的 6 个样本区(县)中,将每个区(县)内的无冠名社区卫生服务中心按照机构名称的拼音首字母顺序各自进行排序,采用随机抽样的方法,在 6 个区(县)中各抽取 2 家样本机构进行。然后,将各个区(县)的老年护理机构分为第一冠名老年护理院与第二、第三冠名老年护理院,采用随机抽样的方法,在每个区(县)中抽取第一冠名和第二、第三冠名老年护理院各 1 家。如果该区(县)没有第一冠名机构,则可随机抽取 2 家第二、第三冠名老年护理院。因此,全市共计有社区卫生服务中心 12 家与老年护理院 12 家纳入调查范围。②养老机构的确定：在已确定的 6 个样本区(县)中,将每个区(县)内的养老机构按照机构名称的拼音首字母顺序排序,采用随机抽样的方法,从中抽取的 2 家养老机构作为调查对象。全市共调查 12 个养老机构。为了避免机构出现机构搬迁或床位异动而导致的无在住老人的现象,因此每个区县每类机构,研究均抽取 2 个机构以保证样本的多样与完整性。

3) 调查对象的选择：①机构在住老人的确定：对调查当日老年照护机构入住老人实行普查。在抽取的社区卫生服务中心和老年护理院中,调查日当天的所有住院老年护理病人均纳入调查范围。由于机构性质与职能定位的差别,第一冠名老年护理院的调查对象为机构内所有住院病人,第二、第三冠名老年护理院和社区卫生服务中心的则为老年护理病区或病房所有老年护理病人。具体调查的样本量以按照各个机构中实际住院老年人数为准。②社区居家老人的确定：按照简单随机抽样的样本量计算公式确定社区居家老年人口调查样本量。计算公式如下：

$$n = \frac{N\mu_{\alpha/2}P_0(1-P_0)}{Nd^2 + \mu_{\alpha/2}P_0(1-P_0)}$$

其中,置信度 $1-\alpha=0.05$,误差限度 $d=(0.015,0.02)$。

为了能够科学的确定满足研究要求的样本量,设计中选取住院老年人口中"生活不能自理(包括部分和完全不能自理)"比例,作为总体方差 $S^2 = P_0(1-P_0)$ 的预估。纳入考虑的失访率为 15%。由于社区老年人口调查采用的分层随机调查,需要考虑"设计效用",本次研究的效应估计值为 2。

根据上述参数,计算得出,当误差限度 $d=0.015$ 时,样本量 $n=4\,640$;当 $d=0.02$ 时,样本量 $n=2\,610$。考虑"向上取整"及样本量的最大要求,最终确定抽取的社区居家老人的样本量为 5 000 人。

首先,以上海市 2014 年的户籍人口和外来常住人口构成比例 1.60∶1 为依据,将样本总量 5 000 人划分为户籍老年人口 3 080 人和外来常住人口 1 920 人。

再者,将户籍和外来常住人口样本量配比到不同区(县)。依据 6 个样本区(县)的 60 岁以上户籍老年人口数的构成比,将 3 080 名户籍老人样本划分到各个样本区(县),明确各个样本区(县)应抽取的户籍老年人口数。同理,1 920 名外来常住老年人口也按照同样的方法进行样本区(县)之间的分配。

然后,在明确各个区(县)应抽取户籍老年人口数的基础上,根据各个区(县)内的 60~64 岁、65~79 岁和 80 岁以上户籍老年人口构成比,计算每个区(县)内中年龄段应该抽取的户籍老年人口样本量。同理,各区(县)中不同年龄段外来常住老年人口的样本量也按上述方法计算得到。

按照样本需求,各个区县各年龄段应抽取的户籍和外来常住人口数具体如表 6-1 所示。

表 6-1　上海市样本区县各年龄段抽取样本数量一览表

样本区(县)	老年人口总数/万人		样本区(县)人口构成/%		样本量配额/人		其中,60~64岁配额/人		65~79岁配额/人		80岁及以上配额/人	
	户籍	外来	户籍	外来	户籍	外来	户籍	外来	户籍	外来	户籍	外来
徐汇	25.3	1.4	14.9	9.5	458	182	135	85	227	82	96	15
闸北	19.4	—	11.4	—	351	—	132	—	151	—	68	—
静安	8.7	—	5.1	—	157	—	50	—	73	—	35	—
浦东	86.4	8.5	50.8	57.5	1 561	1 103	718	271	605	586	238	245
嘉定	16.6	4.0	9.7	27.0	301	519	100	222	149	242	52	55
金山	13.9	0.9	8.2	6.1	251	117	96	100	120	1	34	16
合计	170.3	14.8	100.0	100.0	3 080	1 920	1 230	677	1 326	911	524	332

注:"—"表示外来常住人口为负,因此不进行外来常住人口的抽样。其中,浦东新区由于调查样本量超出本次调查所有样本量的 1/2,为了提高现场调查的效率,将浦东新区的样本量在原有的 2 个样本社区卫生服务中心的基础上,随机抽取新增社区卫生服务中心 3 家,合计 5 家社区卫生中心。根据各个社区卫生服务中心服务辖区内的 60~64 岁、65~79 岁和 80 岁以上户籍与外来常住老年人口的构成比,计算和划分每个社区各年龄段应该抽取的户籍与外来常住老年人口样本量

因此,浦东新区各个社区各年龄段应抽取的户籍和外来常住人口数具体如表 6-2 所示。

表 6-2 上海市浦东新区样本社区各年龄段抽取样本数量一览表

样本社区	样本量配额/人		其中,60~64岁配额/人		65~79岁配额/人		80岁及以上配额/人	
	户籍	外来	户籍	外来	户籍	外来	户籍	外来
祝桥	389	237	186	61	162	138	41	38
东明	227	248	115	69	69	117	43	62
凌桥	124	86	63	86	47	25	14	14
潍坊	523	305	267	85	192	161	64	59
大团	298	227	87	32	135	123	76	72
合计	1 561	1 103	718	271	605	586	238	245

在各个样本区已抽取的 2 家社区卫生服务中心中,随机抽取 1 家,其针对的街道作为进行社区居家老人调查的样本街道。浦东新区除已抽取的 2 家社区卫生服务中心以外,随机抽取 3 家社区卫生服务中心,新增这 3 家机构服务的街道进行抽样。

样本社区街道管委会需要提供管辖范围内的居委名单,并将该街道(镇)的所有居委会进行随机排列(如按照居委名称的首字笔画排序或拼音排序),从已经提供的居委名单中,随机抽取 1 个,作为首先开始调查的居委,并由该居委提供辖区范围内的老年人口名单,名单中必须包括姓名、居住地址、年龄和户籍信息等。

按照姓名顺序排列老年人口名单,随机抽取开始调查的第一户;按照各区户籍人口和外来常住人口中 60~64 岁、65~79 岁和 80 岁以上 3 个年龄段的样本量要求,依次下数需要调查的老年人口,直至满足不同年龄段(户籍 60~64 岁,户籍 65~79 岁,户籍 80 岁以上,外来常住 60~64 岁,外来常住 65~79 岁,外来常住 80 岁以上)调查样本量的要求。如果一个居委调查完,其中任何一个维度无法满足调查样本量的要求,则需要依据随机排列的居委表依序调查,直到完成社区人口调查的样本量。

(3) 调查内容:调查内容围绕长期照护机构在住老人的基本情况、慢性病患病情况、生活自理能力、智能精神状态、服务认知与需求情况等 5 个方面展开。具体如下。

1) 基本情况调查:包括年龄、性别、婚姻状况、子女个数、户籍情况等。

2) 慢性病患病情况:半年内是否患有慢性病及其患病类型、以及慢性病对生活的影响程度。

　　3) 生活自理能力调查：从吃饭、穿衣、整理仪容、行走、上下床、洗澡、上下楼梯、上厕所以及控制大小便等方面展开调查。

　　4) 智能精神状态：包括老年人口的智力状态和认知障碍情况等。

　　5) 服务认知与需求：包括是否住老年护理院的需求、入住老年护理医院/养老院/社区卫生服务中心的原因等。

　　(4) 量表选择

　　1) BADL 量表：本研究中用于测量老年人生活自理能力是由美国 Florence Mahoney 和 Dorothy Barthel 研制的 Barthel index of ADL，该量表早期主要用于临床，目前在国内外经验中，是最常使用的评价入住老人是否达到长期照护机构入住资格标准的工具。量表共计 10 个条目，从进食、洗澡、修饰、穿衣、控制大小便、上厕所、移动、行走以及上下楼梯等 10 个日常基本生活的进行独立程度评分来区分等级，从而测评被调查老年人的生活能力及功能受损的状况。程度打分根据是否需要帮助及其程度分为计能够独立计 15 分、需要帮助 10 分、需要部分帮助 5 分以及完全依赖 0 分，各条目得分加总后范围为 0～100 分。得分越高，患者的生活自理能力越强。100 分表示日常生活活动能力良好，不需要依赖他人；75～95 分评定为良，表示有轻度功能障碍，但日常基本生活基本自理；50～70 分表示有中度功能障碍，日常生活需要一定的帮助；20～45 分表示有重度功能障碍，日常生活明显需要依赖他人；小于 20 分为完全残疾，日常生活完全依赖他人。王静对上海市徐汇区非营利养老机构老人的生活自理能力进行评价时，该量表具有较好的内部一致性，卡朗巴哈系数为 0.908。相较于日常化工具性自理能力量表（IADL），本次研究针对机构老人，更适用基本生活自理能力量表。

　　2) MMSE 量表：与 BADL 量表一样，简易精神智能生活量表（mini mental state examination，MMSE）通常作为长期照护机构在收治老人时的评判工具，是我国最常用的认知功能筛查量表。该量表由美国 Folstein 等于 1975 年编制而成，共 30 个问题条目，测试受试对象的内容包括定向力、记忆力、注意力和计算力、回忆能力、语言能力包括命名、复述、3 步命令、阅读、书写及结构能力，每正确回答 1 个条目得 1 分，得分范围 0～30 分，分级方法为 MMSE≥21 分为轻度认知功能障碍、MMSE 10～20 分为中度功能障碍；MMSE≤9 分为重度功能障碍，得分越高作答者的精神认知越正常。英文版量表在众多国外研究得到良好的信效度检验，中文版量表在周小炫等人在脑卒中患者的精神智能状态检验中得到内部一致性检验，报告克朗巴哈系数为 0.924。

4. 调查质量控制

（1）组织保证：研究设计由复旦大学公共卫生学院做为技术统领，全市负责老年护理长期照护机构包括卫生和计划生育委员会、民政局管理的相关部门协同参与。调查现场由机构所属管理部门负责与样本区机构的组织与协调，以确保各区和机构内现场调研工作的顺利开展。复旦大学公共卫生学院负责对样本区负责人和质量控制员、调查员进行严格培训和督查等。

各样本区卫生行政部门确定区调查负责人和质控员及其联系方式（包括手机、办公电话和邮箱地址），报市卫生和计划生育委员会基层卫生处备案。各样本机构确定机构调查负责人和质控员及其联系方式（包括手机、办公电话和邮箱地址），并报区卫生和计划生育委员会备案；复旦大学公共卫生学院负责培训样本区和各样本机构负责人、质控人员和调查员；样本机构接收调查表后，由调查联系人和质控员，以及护理部主任（老年护理科室护士长）等组织调查表的填写。社区居家老人的入户由样本社区卫生服务中心、街道居民委员会和复旦大学公共卫生学院共同承担。入户调查员由复旦大学公共卫生学院统一招募与培训。由于各区县的社区人口调查样本量具有较大差异，根据各个区县的具体调查样本量与具体调查日期安排，提前组织招募上海市高校在校研究生和本科生，报送调查员名单。

（2）现场调查阶段：在文献查阅和专家咨询论证的基础上，完成调查表的设计并进行预调查，从保证调查数据的全面性、合理性以及可获得性角度，进行调查表的完善和修改。

正式调查前进行调查表填写与注意事项培训。机构基本情况调查表由调查联系人和质控员，以及护理部主任（老年护理科室护士长）等组织和实施。填写完毕后调查数据由样本机构管理人员审核予以确认。机构管理者意向调查由管理者亲自填写并审核确认。机构在住老年人的调查表由样本机构护理部主任负责组织、培训和实施。严格按照要求，组织并监督机构内熟悉病人情况的老年护理服务护理员进行调查与填写；并在自身接受调查培训之后，负责对老年护理服务护理员进行住院病人调查表格填写的再培训；要求打印并填写纸质表格，填写后的纸质表格要求录入生成电子表格；社区居家老年人的调查表由入户调查员与街道居民委员会工作人员配合完成。入户调查员完成调查表培训，掌握入户调查技能。由街道居民委员会工作人员负责对接被调查老年人，告知调查日程安排并取得理解与信任；入户调查员严格按照要求，完成电子问卷的填写后，由系统自动生成数据库。本次研究的社区居家老年人入户调查采用巧思科技（choice form）公司提供的系统进行电子问卷的制作与运用。

（3）数据审核阶段：机构调查质控员负责机构样本内调查表格的填写质量的把关，包括核查缺漏（如各类表格的缺漏以及被调查人员的缺漏）、调查表格填写的质量抽查（包括有无缺项、错项和逻辑错误等）。区调查质控员负责辖区内调查表格的收发、核查缺漏（包括各类表格的缺漏以及被调查机构的缺漏）、调查表格填写的质量抽查（包括有无缺项、错项和逻辑错误等）。电子调查表格核查并规范命名后，统一打包，同时上报市卫生和计划生育委员会。各区卫生和计划生育委员会派出督导和质控人员，对各样本机构的调查工作进行督导和质控；市卫生和计划生育委员会基层卫生处派出专家组随机对各区调查工作进行抽查。

三、统计分析

机构基本情况调查、机构管理者意向调查与机构住养老人调查的问卷资料由专人用 Microsoft Excel 二次录入，逻辑检错；社区居家老年人调查数据由调查员通过巧思科技电子问卷系统实时录入，通过自动生成 Microsoft Excel 与 SPSS 数据库。资料用 SPSS20.0 与 Microsoft Excel 进行统计分析。运用 Vensim DSS 软件进行系统动力学建模与仿真模拟分析。

四、技术路线

技术路线如图 6‑2 所示。

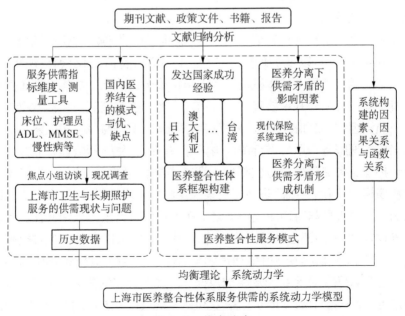

图 6‑2　技术路线

五、创新点与应用

研究引入国际最新理念，从"健康老龄化"视角出发，集成应用文献归纳分析，系统全面收集我国医养分离下医疗卫生与长期照护服务供需矛盾的一系列影响因素，基于现代医疗保险系统理论框架，进行医养分离供需矛盾机制的推导；结合国外先进经验国家的成功模式建立经验的总结归纳，探索健康老龄化视角下的医养整合性体系框架与服务模式，以期为我国现有体系的优化完善提供科学的依据，同时也为其他相关探索研究提供可借鉴的研究依据。

研究引入系统动力学方法，分析医养整合性体系服务供需的内部结构与作用机制，形成系统动力学的因果关系图，并基于上海市连续多年的现况数据，使用 Vensim 软件，构建上海市医养整合性体系服务供需的 SD 模型，为真实地反应政策逐步产生作用的循序渐进的过程，模型中还纳入系统动力学特有的"延迟"结构。以真实的历史数据为祭奠，通过模型仿真模拟，预测现状下医疗卫生与长期照护服务供需的发展趋势，并将研制的多个政策干预点融入模型，综合运用试验法与试凑法，正向与反向结合地前瞻性地仿真模拟政策效果与所需的条件，为进一步试点与应用，切实解决现实中体系构建不理想，健康老龄化需求无法满足的问题提供科学依据。

六、存在问题及进一步研究方向

首先，研究的数据来源于课题组 2011 年度与 2015 年度 2 次的全面现况调查，为了统一调查口径，在保证数据真实的前提下，基于 2 次调查中更为完善的 2015 年度调查，对 2011 年度调查数据进行科学匡算与调整，以确保数据的可比性。

其次，本研究的模型中并未老年人口子模型，而是直接采用了复旦大学彭希哲教授团队模拟预测的人口结果，并以表函数的形式写入模型中；相应地，由于目前上海市的统一需求评估处于试点阶段，各个机构的出入院标准等缺失，也就缺失了能够客观、直接且准确判断老年个体养老场所选择与变动的依据。因此，基于上述两大症结，模型未能实现基于老年人实际数量以及老年各自自身的健康指标实现老年人养老场所定位与变动的相关性联动，而是退而求其次地基于现况调查分析，计算各个场所老年人的比例，纳入模型中。随着医养整合性体系的搭建与完善，相应制度与标准的出台与优化，这一研究瓶颈得到突破后，便可实现有效地动态模拟仿真，模拟结果数据的准确度将进一步提升。

主要参考文献

［1］Po H. Lu,任汝静.老年痴呆患者精神状态和神经心理测评进展［J］.诊断学理论与实践,2009,8(4)：380‐382.

［2］丁英顺.日本推动健康老龄化的经验及启示［J］.河南社会科学,2014,22(8)：109‐114.

［3］上海市人力资源和社会保障局.关于印发《上海市长期护理保险社区居家和养老机构护理服务规程(试行)》的通知［EB/OL］.(2016‐12‐30)［2017‐03‐20］.http://www.12333sh.gov.cn/201412333/xxgk/flfg/gfxwj/shbx/yilbx/201701/t20170125_1251019.shtml.

［4］上海市人力资源和社会保障局.关于印发《上海市长期护理保险定点护理服务机构管理办法(试行)》的通知［EB/OL］.(2016‐12‐30)［2017‐03‐20］.http://www.12333sh.gov.cn/201412333/xxgk/flfg/gfxwj/shbx/yilbx/201701/t20170125_1251020.shtml.

［5］上海市人力资源和社会保障局.关于印发《上海市长期护理保险试点办法实施细则(试行)》的通知［EB/OL］.(2016‐12‐30)［2017‐03‐20］.http://www.12333sh.gov.cn/201412333/xxgk/flfg/gfxwj/shbx/yilbx/201701/t20170125_1250998.shtml.

［6］上海市人力资源和社会保障局.关于印发《上海市长期护理保险结算办法(试行)》的通知［EB/OL］.(2016‐12‐30)［2017‐03‐20］.http://www.12333sh.gov.cn/wsbs/wsbg/sbsj_1/zcfg/03/201702/t20170207_1251180.shtml.

［7］上海市人力资源和社会保障局.关于印发《上海市长期护理保险需求评估实施办法(试行)》的通知［EB/OL］.(2016‐12‐30)［2017‐03‐20］.http://www.12333sh.gov.cn/201412333/xxgk/flfg/gfxwj/shbx/yilbx/201701/t20170125_1250998.shtml.

［8］上海市人民政府.市政府关于印发《上海市长期护理保险试点办法》的通知［EB/OL］.(2016‐12‐31)［2017‐02‐22］.http://www.shanghai.gov.cn/nw2/nw2314/nw2319/nw41149/u83aw132.html.

［9］上海市卫生和计划生育委员会.关于印发《上海市老年医疗护理服务体系发展"十三五"规划》的通知［EB/OL］.(2017‐02‐14)［2017‐03‐10］.http://www.wsjsw.gov.cn/wsj/n429/n432/n1485/n1496/u1ai140147.html.

［10］上海市民政局.上海市民政局关于下发《上海市民政局关于本市养老机构工作人员培训工作的暂行规定》的通知［EB/OL］.(1999‐03‐22)［2017‐03‐10］http://www.shmzj.gov.cn/gb/shmzj/node8/node15/node55/node230/node278/userobjectlai

7945. html.

[11] 上海市民政局. 关于印发《长期护理保险服务项目清单和相关服务标准、规范(试行)》的通知[EB/OL]. (2016‐12‐30)[2017‐03‐20]. http://www. shmzj. gov. cn/gb/shmzj/node687/u1ai43863. html.

[12] 马晓雯,肖文文,谢红. 北京市养老机构床位使用率现状调查[J]. 中国护理管理,2015(07):773‐777.

[13] 马蔚姝. 医疗保险费用控制的制衡机制研究[D]. 天津:天津大学,2010.

[14] 王乃静,郎国放. 经济学中一般均衡存在性问题理论述评[J]. 数量经济技术经济研究,2005(12):150‐156.

[15] 王以新,冯妍,杨敏京,等. 社区卫生服务机构在养老机制建设中的发展思路探讨[J]. 中国全科医学,2015(13):1493‐1497.

[16] 王平. 基于系统动力学的中国城镇职工基本养老保险可持续运营研究[D]. 长春:吉林大学,2012.

[17] 王远湘. 价格是由什么决定的—介绍一般均衡理论[J]. 财经问题研究,2008,4(2):36‐38.

[18] 王其藩. 系统动力学[M]. 北京:清华大学出版社,1988.

[19] 王岩梅,石磊. 我国实行长期护理保险的可行性分析[J]. 中华护理杂志,2007(10):926‐928.

[20] 王学义. 健康老龄化:人口老龄化的对策[J]. 西南民族学院学报:哲学社会科学版,2002,23(12):131‐135.

[21] 王俊,昌忠泽. 中国宏观健康生产函数:理论与实证[J]. 南开经济研究,2007(2):20‐42.

[22] 王洵. "健康老龄化"研究的回顾与展望[J]. 人口研究,1996(03):71‐75.

[23] 王晓栋,罗剑锋,钮小庆. 上海市中心城区老年护理床位配置测算模型研究[J]. 中国卫生资源,2014(05):384‐387.

[24] 王菲菲. 基于系统动力学的养老服务体系结构仿真[D]. 上海:上海工程技术大学,2014.

[25] 王维. 上海市长期护理保险制度设计研究[D]. 上海:上海工程技术大学,2011.

[26] 王朝昕. 基于博弈论的中国医疗服务体系优化策略研究[D]. 上海:复旦大学,2012.

[27] 王照华. 中国老年人的长期照料[J]. 老年学杂志,1993(06):326‐328.

[28] 王静. 上海市徐汇区非营利性养老机构服务现状与老年人生活质量的研究[D]. 上海:复旦大学,2013.

[29] 王静. 老年人社区医疗卫生服务体系的构建[J]. 中国药物经济学,2014(12):120.

[30] 王演艺,高继龙. 医疗保险视阈下医养结合结构关系与实施优化[J]. 中国全科医学,2017(03):278‐282.

[31] 王慧. 城市失能老人长期照护服务问题研究[D]. 长沙:湖南师范大学,2012.

[32] 王震,朱凤梅. 长期照护服务供给的国际趋势[J]. 中国医疗保险,2017,2(2):70‐72.

[33] 王黎,孙兆元,尹莉,等. 养老机构独立生活区护理人力资源配置研究[J]. 中国全科医学,2015(32):3999‐4003.

[34] 王黎,雷洋,孙兆元,等. 养老机构失能老人护理服务内容及实施者资质的研究[J]. 中

华护理杂志,2014(11):1285-1289.

[35] 王霞,冯泽永,李秀明,冯丹. 医疗服务融入居家养老服务模式中的探讨[J]. 医学与哲学(A),2015(02):56-58,61.

[36] 文露,朱纯阳,徐萍,庞舒婷. 城市高龄空巢老人社区照护需求及社区照护体系研究——以上海为例[M]//老年学和老年医学论坛文集. 上海:上海锦绣文章出版社,2011.

[37] 方芳. 我国失能老人长期照护问题研究[D]. 南京:南京理工大学,2013.

[38] 方律颖,万瑾,万和平,等. 老龄化服务提供的关键之举:建设医养整合体系[J]. 中国卫生资源,2016(06):458-461.

[39] 甘筱青,李红. 基于系统动力学的双向转诊"下转难"现象研究[J]. 中国全科医学,2010(28):3141-3142.

[40] 世界卫生组织. 2002年老龄问题国际行动战略[C]//社会发展委员会作为第二次老龄问题世界大会筹备委员会. 纽约,2001:1-20.

[41] 世界卫生组织. 60岁以上人口将于2050年翻番,需要作出重大社会变革[EB/OL]. (2015-09-30)[2017-02-22]. http://www. who. int/mediacentre/news/releases/2015/older-persons-day/zh/.

[42] 世界卫生组织. 关于老龄化与健康的全球报告[EB/OL]. 2015[2016-05-20] http://www. who. int/ageing/publications/world-report-2015/zh/.

[43] 左群,李希良,刘素平,等. 以加强老年人群基层医疗卫生服务为重点的基层就医引导策略研究[J]. 中国卫生事业管理,2013(3):192-194.

[44] 卢杨,张鹭鹭,马玉琴,等. 医院与社区互动逻辑建模分析[J]. 中国初级卫生保健,2008(01):15-17.

[45] 卢杨. 我国城市医院与社区互动建模与干预研究[D]. 上海:第二军医大学,2009.

[46] 田杨. 日韩老年长期照护保险政策对我国的启示[J]. 老龄科学研究,2014(01):72-80.

[47] 代国香,邹萍,齐玉梅. 湖北省老年护理从业人员培训需求分析[J]. 护理研究,2015(03):345-347.

[48] 付晓光,段成荣,郭静. 城市人户分离现状及其引致原因[J]. 城市问题,2015(3):81-85.

[49] 付敏红,吴丹. 养老机构护理人员的心理压力与应对策略[J]. 社会福利(理论版),2015(06):14-18.

[50] 付勤,李丹. 深圳市福田区老年人慢性病患病状况及护理需求情况的调查分析[J]. 全科护理,2010,8(13):1129-1131.

[51] 冯麒婷. 国外长期照护保险计划比较分析[D]. 北京:中国社会科学院研究生院,2012.

[52] 曲卫华. 我国能源消费对环境与公共健康的影响研究[D]. 北京:北京理工大学,2016.

[53] 吕国营,周万里. 长期照护,何为长期?[J]. 中国民政,2016(17):28-30.

[54] 朱凤梅,王震. 长期照护供需失衡的政策分析[J]. 中国医疗保险,2016(09):34-37.

[55] 朱建宏. 健康老龄化的研究现况[J]. 北京医学,2007,29(7):436-438.

[56] 朱海就. 经济学的"均衡"与"过程"方法比较[J]. 经济社会体制比较,2008(1)：156‑160.

[57] 朱铭来,贾清显. 我国老年长期护理需求测算及保障模式选择[J]. 中国卫生政策研究,2009,7(2)：32‑38.

[58] 伍国铭. 福建省医养结合新型养老模式研究[D]. 福州：福建师范大学,2013.

[59] 任苒,高倩. 国外老年长期护理发展模式及对中国的启示[J]. 医学与哲学(A),2014(09)：18‑20.

[60] 任益炯. 基于系统动力学的我国医院补偿机制模型构建和政策试验研究[D]. 上海：第二军医大学,2008.

[61] 刘小龙. 健康老龄化背景下"医养结合"养老服务模式研究[J]. 东方企业文化,2015(21)：352‑353.

[62] 刘光磊. 居家养老基本服务需求的仿真研究[D]. 上海：上海工程技术大学,2015.

[63] 刘延丽. 社区养老与机构养老的差异研究[D]. 济南：济南大学,2015.

[64] 刘春霞. 人口老龄化背景下我国老年长期护理保险制度构建研究[D]. 新乡：河南师范大学,2014.

[65] 刘晓梅,曹煜玲. 中国老年护理服务体系构建研究[J]. 吉林大学社会科学学报,2011,51(3)：17‑24.

[66] 刘晓瑞. 基于多层模型的我国农村居民医疗消费行为分析[D]. 杭州：浙江工商大学,2012.

[67] 刘康,李佳. 近代西方金融均衡理论：进展与评述[J]. 上海商学院学报,2008,9(6)：25‑28.

[68] 刘清发,孙瑞玲. 嵌入性视角下的医养结合养老模式初探[J]. 西北人口,2014(06)：94‑97.

[69] 刘淑香,杨树娟,李渡,等. 长春市城乡社区老年人健康状况与护理需求分析[J]. 中国老年学杂志,2008,28(15)：1515‑1517.

[70] 刘鹏宇. 北京市失能老人长期照护服务研究[D]. 北京：首都经济贸易大学,2015.

[71] 关理,董叶菁,于润吉. 新标准下医疗机构卫生人力资源配置的系统动力学方法[J]. 中国卫生经济,2012(01)：46‑47.

[72] 关理. 社区卫生服务机构"零差率"药品实际费用比例的系统动力学分析[J]. 中国卫生经济,2010(05)：55‑57.

[73] 江崇光. 中国台湾地区长期照护计划筹资模式研究及其借鉴意义[D]. 北京：中国社会科学院研究生院,2016.

[74] 许岩丽,刘志军. 澳大利亚老年保健服务现况分析及其对我国的启示[J]. 医学与哲学(人文社会医学版),2008,29(8)：68‑70.

[75] 许燕君,杨颖华,杨光,等. 上海市老年护理床位配置现状及问题[J]. 中国卫生资源,2014,17(3)：157‑159.

[76] 孙亚慧,谢兴伟. 社区卫生服务机构居家养老服务方式探讨[J]. 东南大学学报(医学版),2012(06)：761‑762.

[77] 孙伟,钟宁,蒋中陶,等. 社区老年慢性病患者护理需求调查分析[J]. 上海护理,2011,11(4)：27‑30.

［78］ 孙秀云. 社区卫生服务机构在社区居家养老体系中的作用［J］. 社区医学杂志,2011
(05)：10‐11.

［79］ 严菲. 人口老龄化背景下基层医疗卫生服务体系完善研究［D］. 苏州：苏州大
学,2014.

［80］ 杜鹏,董亭月. 促进健康老龄化:理念变革与政策创新——对世界卫生组织《关于老
龄化与健康的全球报告》的解读［J］. 老龄科学研究,2015,3(12)：3‐10.

［81］ 杨礼. 老年高干人群轻度认知功能障碍的调查及危险因素分析［D］. 广州：广州医学
院,2011.

［82］ 杨启佑,王天贵,马晓萍,等. 卫生床位配置标准测算方法及其应用［J］. 中国卫生资
源,2001,4(1)：42‐44.

［83］ 杨都,瞿琴,杨超,等. 社区卫生服务中心在社区医养结合模式中的功能与作用［J］. 中
国初级卫生保健,2016(10)：22‐23.

［84］ 杨胜慧,叶裕民. 2000—2010 年中国城乡家庭结构变动分析［J］. 南通大学学报：社会
科学版,2015,31(2)：114‐119.

［85］ 杨祖兴. 我国城市医疗卫生服务系统结构研究［D］. 上海：第二军医大学,2005.

［86］ 杨景亮. 老年人医养结合服务模式探究［D］. 沈阳：东北大学,2012.

［87］ 杨楠,胡守忠,贾萍. 国外长期照护保险计划比较分析——以德国、日本为例［J］. 劳动
保障世界(理论版),2013(02)：75‐77.

［88］ 杨颖华,万和平,陶雷,等. 国际经验对我国医养整合体系建设的启示［J］. 中国卫生资
源,2016(06)：462‐465.

［89］ 杨颖华. 上海市老年护理服务现状及对策研究［D］. 上海：复旦大学,2011.

［90］ 李冬梅,赵涓淇,赵定东. 基于东亚福利模式的中日韩老年人长期照护体制比较研究
［J］. 社会工作与管理,2014,14(2)：50‐51.

［91］ 李旭. 社会系统动力学:政策研究的原理、方法与应用［M］. 上海：复旦大学出版
社,2009.

［92］ 李志强. 论我国老年人长期照护保险立法的必要性［J］. 社会福利(理论版),2015
(10)：30‐32.

［93］ 李时华. 日本长期照护保险制度的特征与启示［J］. 中国医疗保险,2015(08)：68‐70.

［94］ 李明,李士雪. 中国失能老年人口长期照护服务体系的发展策略［J］. 山东社会科学,
2014(05)：95‐99.

［95］ 李学军. 利用社区家庭病床改善城市贫困人群的卫生服务可及性［D］. 成都：四川大
学,2004.

［96］ 李绍明,黄嘉丽,黄丹. 养老护理员的素质现状及培养对策研究［J］. 探求,2013(04)：
93‐97.

［97］ 李莉,裴瑞娟,孙涛,等. 社区卫生服务机构参与居家养老服务的供给侧改革探讨
［J］. 中国卫生政策研究,2016(11)：52‐56.

［98］ 李硕. 城市"医养结合"养老模式研究［D］. 郑州：郑州大学,2015.

［99］ 李爽. 焦点小组访谈提纲的设计及该方法在实际应用中遇到的若干典型问题和应对
［C］//中国社会心理学会. 中国社会心理学会 2006 年学术研讨会论文集. 中国社会心
理学会,2006：1.

[100] 吴玉韶.中国老龄事业发展报告(2013)[M].北京：社会科学文献出版社,2013：3.

[101] 吴杰.日本养老服务人才培养模式及其对上海的启示[J].探索带,2014(24)：226‐227.

[102] 吴迪.居家养老服务中的非营利组织：日本经验及其中国启示[J].湖北行政学院学报,2015,1(79)：46.

[103] 何力,刘丹,黄薇.基于系统动力学的水资源供需系统模拟分析[J].人民长江,2010(3)：38‐41.

[104] 何丽芳,廖淑梅,郑玉仁.社区老年慢性病患者患病及卫生服务利用现状[J].护理学杂志：综合版,2008,23(4)：78‐80.

[105] 何国光,李树刚.基于系统动力学仿真的医疗资源配置[J].工业工程,2016(02)：121‐127.

[106] 余小平,唐平.四川养老与老年健康协同创新中心五位一体发展战略构想[J].成都医学院学报,2014,9(2)：109‐113.

[107] 邹华.中国老年人长期照护服务供给的国际比较及发展对策[J].社会福利(理论版),2016(05)：44‐48.

[108] 辛程,张会君,黄菲,等.养老院失能老人照顾者负担现状及影响因素[J].中国老年学杂志,2014(04)：1020‐1022.

[109] 汪浩瀚,从均衡走向演化—经济学范式的演进[J].财经问题研究,2003(3)：16‐20.

[110] 沈婉婉,鲍勇.上海市养老机构"医养结合"优化模式及对策研究[J].中华全科医学,2015(06)：863‐865,871.

[111] 宋悦,韩俊江.我国老年护理服务业人力资源配置完善研究[J].湖南社会科学,2016(01)：102‐105.

[112] 张小娟,朱坤.日本长期照护政策及对我国的启示[J].中国卫生政策研究,2014(04)：55‐61.

[113] 张云熙.人口老龄化背景下城市社区医疗卫生服务体系建设的对策建议——以昆明市为例[J].理论观察,2013(6)：54‐55.

[114] 张功震.城市二级医院转型医养融合服务体研究[J].中国卫生事业管理,2015,32(3)：183‐185.

[115] 张艾灵,石英,袁薇,等.老年病房护理人力资源培训现状调查与分析[J].护理实践与研究,2015(08)：1‐3.

[116] 张宇,张鹭鹭,马玉琴,等.农村人群就医选择行为逻辑模型构建[J].中国全科医学,2010(22)：2467‐2470.

[117] 张阳.医师多点职业：阳光下的医疗资源共享[J].医院院长论坛,2011,8(2)：24‐35.

[118] 张志强,熊季霞.公立医院综合绩效影响因素的系统动力学分析[J].中国卫生经济,2015(03)：76‐79.

[119] 张丽雅.老年人长期照护问题与对策研究[D].广州：暨南大学,2015.

[120] 张陆,高文钺.养老机构医养结合远程医疗智能化技术与方法[J].社会福利,2014(08)：51‐52.

[121] 张杰,李国红,杨颖华,等.上海市老年护理院出入院标准试运行研究[J].上海交通

大学学报（医学版），2016（04）：571－575，588.

[122] 张杰. 上海市老年护理院出入院标准研究［D］. 上海交通大学，2015.

[123] 张建凤，杨尚真，于卫华，等. 城市社区老年慢性病患病情况及家庭护理需求基线调查［J］. 现代护理，2001，7（1）：3－4.

[124] 张盈华. 老年长期照护制度的筹资模式与政府责任边界［J］. 老龄科学研究，2013（02）：27－35.

[125] 张晓. 社会医疗保险概论［M］. 北京：中国劳动社会保障出版社，2004：47.

[126] 张晖，许琳. 需求评估在长期护理保险中的作用及实施［J］. 西北大学学报（哲学社会科学版），2016（05）：124－131.

[127] 张斌，郭秀芝，夏雪雁，等. 社区失能老年人长期照护服务体系的探索［J］. 中国全科医学，2013（29）：2774－2777，2781.

[128] 张瑞. 中国长期护理保险的模式选择与制度设计［J］. 中州学刊，2012（06）：99－102.

[129] 张璐. 制度因素调整下的职工基本养老保险基金收支研究［D］. 重庆：西南政法大学，2014.

[130] 张曙. 基于工作分析的养老护理员人力资源配置研究［D］. 杭州：杭州师范大学，2013.

[131] 张鹭鹭. 医疗卫生服务系统建模研究［M］. 上海：第二军医大学出版社，2006.

[132] 张鹭鹭. 我国医疗服务需求及卫生服务系统动态横型体系的构建与模拟研究［D］. 上海：复旦大学，2006.

[133] 陈云华，邓杰. 养老社会化视域下老年护理教学模式探讨［J］. 护理研究，2015（30）：3784－3786.

[134] 陈方武，杨旭丽，刘杰. 老年人卫生服务利用情况及影响因素分析［J］. 现代预防医学，2007，34（16）：3083－3085.

[135] 陈以博. 城市失能老人长期照护问题与对策研究［D］. 武汉：武汉科技大学，2015.

[136] 陈芳. 基于我国城镇社区养老的老年人医疗卫生需求供给研究［D］. 重庆：重庆理工大学，2011.

[137] 陈咏. 几个医院统计指标计算方法的探讨［J］. 中国医院统计，1995（04）：218－219.

[138] 陈建明. 试论制度均衡与制度变迁［J］. 江苏商论，2008（7）：155－157.

[139] 陈娜，王长青. 基于SWOT分析的城市新弱势社区医养结合居家养老模式［J］. 中国老年学杂志，2017（02）：505－507.

[140] 陈凌玉，张玲芝. 老年护理人才及专业设置需求调查分析［J］. 中国护理管理，2014（08）：845－848.

[141] 陈新宇. 健康老龄化，我们能做些什么？［J］. 现代实用医学，2015，27（4）：422－422.

[142] 陈瑶. 新型农村合作医疗支付方式的利益均衡研究［D］. 武汉：华中科技大学，2009.

[143] 邵德兴. 医养护一体化健康养老模式探析：以上海市佘山镇为例［J］. 浙江社会科学，2014（06）：87－92，158.

[144] 林荣增. 税费分筹的城镇职工养老保险筹资模式研究［D］. 上海：上海工程技术大学，2015.

[145] 欧崇阳. 我国宏观医疗卫生系统模型构建研究［D］. 上海：第二军医大学，2007.

[146] 国务院. 中国老龄事业发展"十二五"规划［Z］. 国务院，2011.

[147] 罗力,傅鸿鹏,张勇,等. 论次均医疗费用快速增长、需求释放和医保收支平衡关系[J]. 中国医院管理,2002(09):41-43.

[148] 罗小华. 我国城市失能老人长期照护问题研究[D]. 成都:西南财经大学,2014.

[149] 金国庆. 家庭病床发展困境及其对策研究[D]. 上海:华东理工大学,2014.

[150] 金定. "健康老龄化"在我国[J]. 人口学刊,1996(06):44-48,19.

[151] 周小炫. 中文版简易智能精神状态检查量表在脑卒中患者中的信效度初步研究[D]. 福州:福建中医药大学,2015.

[152] 周君桂,李漓,申校燕. 香港老年专科护理见闻[J]. 护理学报,2006,13(4):61-62.

[153] 周秋霞,孙建勋,马向芹,等. 在慢性非传染性疾病患者中开展药学服务的探讨[J]. 河南大学学报:医学版,2015,34(3):177-180.

[154] 庞婷. 基于系统动力学模型的山西省医疗卫生服务体系研究[D]. 太原:太原理工大学,2013.

[155] 郑宝娥,刘慧莲. 我国老年护理的现状及展望[J]. 实用医技杂志,2008,5(33):4893-4894.

[156] 郑豫珍,刘继文,杨玉英. 政府购买护理服务模式下居家养老护理员现状分析[J]. 新疆医科大学学报,2010,33(12):1427-1429.

[157] 房立冰. 中国失能老人机构照护供需失衡及对策研究[D]. 重庆:重庆大学,2014.

[158] 房莉杰. 从"疾病治疗"到"健康维持"——老龄化社会健康服务模式的整体转型[J]. 社会工作,2012(03):16-18,43.

[159] 赵云,许世华,吴琪俊. 付费方式的联动改革与医疗服务的供求均衡[J]. 中国卫生事业管理,2016(05):324-325,329.

[160] 赵林海,江启成,刘国旗. 构建长期护理保险缓解人口老龄化压力[J]. 卫生经济研究,2005(8):22-23.

[161] 赵晓芳. 健康老龄化背景下"医养结合"养老服务模式研究[J]. 兰州学刊,2014(09):129-136.

[162] 赵斌. 长期照护保险的国际经验及其启示[N]. 中国劳动保障报,2015-06-05(004).

[163] 赵蓓蓓. 养老机构的长期照护服务体系研究[D]. 北京:首都经济贸易大学,2012.

[164] 赵蓉,唐凤平,刘立珍. 从居家养老护理现状议老年护理专业建设[J]. 内蒙古中医药,2015(01):121-122.

[165] 郝玉艳. 医疗保险基金结余支付老年长期护理费用研究[D]. 上海:上海工程技术大学,2016.

[166] 郝晓宁,薄涛,塔娜,等. 我国医养结合的展望和思考[J]. 卫生经济研究,2016(11):3-6.

[167] 荆涛,谢远涛. 我国长期护理保险制度运行模式的微观分析[J]. 保险研究,2014(05):60-66.

[168] 胡双燕. 我国老年长期护理模式问题研究[D]. 长春:吉林大学,2015.

[169] 胡宏伟,李延宇,张澜. 中国老年长期护理服务需求评估与预测[J]. 中国人口科学,2015(03):79-89,127.

[170] 胡宏伟,栾文敬,李佳怿. 医疗保险、卫生服务利用与过度医疗需求——医疗保险对

老年人卫生服务利用的影响[J].山西财经大学学报,2015(05):14-24.

[171] 胡浩.焦点小组访谈理论及其应用[J].现代商业,2010(26):282.

[172] 钟永光,贾晓菁,钱颖.系统动力学[M].2版.北京:科学出版社,2013.

[173] 施巍巍.日本长期照护保险制度研究[J].经济研究导刊,2010(35):284-285.

[174] 姜凯心.基于系统动力学的我国公立医院补偿机制模型构建及仿真研究[D].南京:东南大学,2015.

[175] 首个"医养结合"养老机构迎客[N].北京晚报,2013-02-27.

[176] 秦生发,吴清爱.养老社会化与老年护理教学的改革与思考[J].大众科技,2007(04):177,164.

[177] 秦兴俊,胡宏伟.医疗保险与老年人卫生服务利用的政策评估[J].广东财经大学学报,2016(01):105-112.

[178] 袁荣明.社区家庭医生责任制的体会[J].中医药管理杂志,2016(13):144-145.

[179] 袁晓航."医养结合"机构养老模式创新研究[D].杭州:浙江大学,2013.

[180] 莫莉,翟海龙.英国老年护理院简介[J].全科护理,2012,10(4):955-957.

[181] 栗美娜,张鹭鹭,许苹,等.基于系统动力学的医疗卫生人力动员补偿探析[J].医学与社会,2011(06):34-36.

[182] 夏伟伟.我国失能老人长期照护体系的构建[D].杭州:浙江工商大学,2013.

[183] 夏晓萍.老年护理学[M].北京:人民卫生出版社,2004.

[184] 顾旻轶.台湾:合理发展长期照护[J].中国医院院长,2012(19):56-58.

[185] 倪荣,刘新功,朱晨曦.城市社区长期照护失能老人健康管理初探[J].健康研究,2011,31(5):352-354.

[186] 徐建光,王颖,杨颖华,等.上海市老年护理服务体系功能定位的现状[J].中国卫生资源,2014,17(3):147-149.

[187] 高小芬."医养结合"模式下老年长期护理等级划分临床实践研究[D].合肥:安徽医科大学,2014.

[188] 高素芳,夏毅,尹媛媛,等.脑梗死后日常生活能力调查分析[J].中西医结合心血管病电子杂志,2014(9):189-189.

[189] 郭东,李惠优,李绪贤,等.医养结合服务老年人的可行性探讨[J].国际医药卫生导报,2005(21):43-44.

[190] 郭东等,医养结合服务老年人的可行性探讨[J].国际医药卫生导报,2005(21):45-46.

[191] 郭超,陈鹤.我国长期护理筹资模式探析——以北京市为例[J].中国卫生事业管理,2015(06):425-428.

[192] 唐钧.建立长期照护保险纾解医保困境[J].中国医疗保险,2016(03):31-32.

[193] 陶秀彬,匡霞.国外老年长期护理服务供给体系及启示[J].中国老年学杂志,2013(08):1967-1970.

[194] 陶经辉,张晓萍,高慧萍.基于系统动力学的物流人才供需模型构建[J].商业时代,2009(5):23-25.

[195] 黄佳豪,孟昉."医养结合"养老模式的必要性、困境与对策[J].中国卫生政策研究,2014(06):63-68.

[196] 黄佳豪.关于"医养融合"养老模式的几点思考[J].国际社会科学杂志(中文版)，2014(01)：97－105.

[197] 黄菲,张会君,解杰梅.国内外养老护理人员培训的研究进展[J].护理研究,2011,25(3)：189-191.

[198] 黄霞.上海市长期护理资源配置研究[D].上海：上海工程技术大学,2013.

[199] 曹宇,温小霓.基于系统动力学模型的医疗资源配置与优化[J].现代医院管理,2012(01)：19-23.

[200] 曹泓涤.社区居家养老模式下社区卫生服务中心设计研究[D].西安：西安建筑科技大学,2015.

[201] 常华.世界各国积极应对人口老龄化挑战[J].科技智囊,2013(11)：22-27.

[202] 崔阳.我国城市老年护理中心的探讨与研究[D].合肥：合肥工业大学,2007.

[203] 崔恒展,李宗华.老龄化背景下的养老内容研究[J].山东社会科学,2012(4)：29-35.

[204] 崔莹莹,卓想.台湾老年社区营造及其对大陆养老模式的启示[J].国际城市规划,2017,32(5)：129-135.

[205] 符美玲,陈登菊,张伟,等.从长期住院研究谈构建"医养结合"照护体系的必要性[J].中国医院,2013(11)：21-23.

[206] 康蕊.养老机构与老年人需求分布的结构性矛盾研究——以北京市为例[J].调研世界,2016(11)：1-6.

[207] 梁昊,吴雁,汪付宽,等.我国老年人LTC保险筹资方法模型设计理论探讨[J].中国卫生经济,2013(02)：73-75.

[208] 尉馨美.养老机构护理员的职业认同与职业需求研究[D].北京：首都经济贸易大学,2014.

[209] 彭佳平,赵薇.功能定位是整合老年护理资源的前提——基于上海的实情[J].中国医疗保险,2012(03)：49-51.

[210] 彭佳平.上海市老年护理供需现状及对策研究[D].上海：复旦大学,2011.

[211] 联合国人口发展基金会数据库[EB/OL].http://www.unfpa.org/worldwide.

[212] 韩雪梅,周育瑾,赵鹏.社区居家养老服务对家庭照顾功能的影响[J].中国老年学杂志,2015(3)：776-777.

[213] 程瑛.我国老年社区护理现状与面临挑战[J].护理学报,2007,14(6)：34-36.

[214] 焦翔,侯佳乐,田卓平.上海市老年护理供需测算与长期护理制度建设研究[J].中国医院管理,2014(7)：24-27.

[215] 童悦.养老持续照顾服务体系研究[D].上海：上海交通大学,2012.

[216] 曾雁冰.基于系统动力学方法的医疗费用过快增长问题建模与控制研究[D].上海：复旦大学,2011.

[217] 谢宇,杨顺心,陈瑶,等.我国医师多点执业研究综述[J].中国卫生政策研究,2014(01)：8-13.

[218] 谢红,孟开.日本介护保险制度对健全中国老年照顾体系的启示[J].国外医学(社会医学分册),2005(01)：6-10.

[219] 谢明明,王美娇,熊先军.道德风险还是医疗需求释放？——医疗保险与医疗费用增

长[J]. 保险研究,2016(01)：102 - 112.

[220] 谢健. 健康投资对我国居民健康状况的影响[D]. 成都：西南财经大学,2014.

[221] 雷玉明,曹博,李静. 公共服务型政府视野中城市社区养老合作共治模式——以南京市玄武区为例[J]. 华中农业大学学报：社会科学版,2013(4)：113 - 118.

[222] 雷光和,董加伟. 基于系统动力学的双向转诊利益相关者关系结构研究[J]. 中国全科医学,2015(29)：3544 - 3547.

[223] 睢党臣,彭庆超. "银发浪潮"下我国医养结合养老服务模式探析[J]. 社会保障研究（北京）,2016(01)：116 - 126.

[224] 新军,郑超. 医疗保险对老年人医疗支出与健康的影响[J]. 财经研究,2014(12)：65 - 75.

[225] 裴晓梅. 老年型城市长期照护服务的发展及其问题[J]. 城市管理,2004(6)：35 - 37.

[226] 颜斌,张叶. 养老护理员队伍建设路在何方？[J]. 社会福利,2015(05)：49.

[227] 潘莉,周瑞佳. 基于美国经验探讨符合中国国情的养老居住模式[J]. 城市建筑,2014(05)：37 - 40.

[228] 薛梅华. 日常生活活动量表在老年护理中的应用[J]. 中华现代护理杂志,2010(3)：336 - 337.

[229] 戴卫东. 国外长期护理保险制度：分析、评价及启示[J]. 人口与发展,2011(05)：80 - 86.

[230] 戴付敏,张希,万琪琳,等. 高年资护士从事老年长期照护服务的意愿及影响因素[J]. 中国全科医学,2014(24)：2880 - 2884.

[231] 魏华林,何玉东. 中国长期护理保险市场潜力研究[J]. 保险研究,2012(07)：7 - 15.

[232] Ahmad S, Billimek J. Limiting youth access to tobacco：comparing the long-term health impacts of increasing cigarette excise taxes and raising the legal smoking age to 21 in the United States[J]. Health Policy, 2007,80(3)：378 - 391.

[233] Ansah JP, Eberlein RL, Love SR, et al. Implications of long-term care capacity response policies for an aging population：a simulation analysis[J]. Health Policy, 2014,116(1)：105 - 113.

[234] Ansah JP, Matchar DB, Malhotra R, et al. Projecting the effects of long-term care policy on the labor market participation of primary informal family caregivers of elderly with disability：insights from a dynamic simulation model[J]. BMC Geriatr, 2016(16)：69.

[235] Arai Y, Zarit SH, Kumamoto K, et al. Are there inequities in the assessment of dementia under japan's LTC insurance system? [J]. Int J Geriatr Psych, 2003,18(4)：346 - 352.

[236] Atkinson J, Page A, Wells R, et al. A modelling tool for policy analysis to support the design of efficient and effective policy responses for complex public health problems[J]. Implement Sci, 2015,10(26).

[237] Atkinson JA, Wells R, Page A, et al. Applications of system dynamics modelling to support health policy[J]. Public Health Res Pract, 2015,25(3).

[238] Bayleym. Mental handicap and community care [M]. London：Routledge and Kegan

Paul, 1973.

[239] Brailsford SC, Lattimer VA, Tarnaras P, et al. Emergency and on-demand healthcare: modelling a large complex system[J]. J Oper Res Soc, 2004(55): 34 - 42.

[240] Butler SS, Brennan-Ing M, Wardamasky S, et al. Determinants of longer job tenure among home care aides: what makes some stay on the job while others leave? [J] J Appl Gerontol, 2014,33(2): 164 - 88.

[241] Campbell JC, Ikegami N. Japan's radical reform of long-term care [J]. Soc Policy Adm, 2003,37(1): 21 - 34.

[242] CentreforEuropeanEconomicResearch, KatrinHeinickeandStephanL. Thomsen, TheSocial Long-term Care Insurance in Germany [M]. Origin, Situation, Threats, and Perspectives, 2010.

[243] Charlene A, Harrington, Max Geraedts, Geoffrey V. Heller, Germany's Long-Term Care Insurance Model: Lessons for the United States [J]. J Public Health Pol, 2002,23(1): 47.

[244] Chris Webster. The New Institutional Economics and the evolution of modernurban Planning: Insights, issues and lessons[J]. Town Planning Review, 2005,76(4): 455 - 484.

[245] Chu CH, Wodchis WP, McGilton KS. Turnover of regulated nurses in long-term care facilities[J]. J Nurs Manag, 2014,22(5): 553 - 562.

[246] Costa-Font J, Courbage C, Swartz K. Financinglong-termcare: exante, expostorboth? [J] Health Econ, 2015,24(S1): 45 - 57.

[247] De Savigny D, Adam T, ed. Alliance for Health Policy and Systems Research. Systems thinking for health systems strengthening. [EB/OL] Geneva: World Health Organization, 2009 [2015 - 05 - 28]. www. who. int/alliance-hpsr/resources/ 9789241563895/en/.

[248] Favreault MM, Gleckman H, Johnson RW. Financing long-term services and supports: options reflect trade-offs for older Americans and federal spending [J]. Health Aff(Millwood), 2015,34(12): 2181 - 2191.

[249] Folstein MF, Folstein SE, Mchugh PR. "Mini-mental state": a practical method for grading the cognitive state of patients for the clinician [J]. J Psychiatr Res, 1975,12 (3): 189 - 198.

[250] Forrester J W. Industrial dynamics: a breakthrough for decision makers [J]. Harvard Bus Rev, 1958(4): 37 - 66.

[251] Geraedts M, Heller GV, Harrington CA. Germany's long-term-care insurance: putting a social insurance model in to practice [J]. Milbank Q, 2000, 78(3): 375 - 401.

[252] Gleckman H. Financing long-term care: lessons from a-broad [R]. Center for Retirement Research at Boston College, 2007.

[253] Guo KL, McGee D. Improving Quality in Long-term Care Facilities Through Increased Regulations and Enforcement [J]. Health Care Manag (Frederick), 2012, 31 (2):

121 - 131.

[254] Hittle DF, Shaughnessy PW, Crisler KS, et al. A study of reliabilityand burden of home health assessment using OASIS [J]. Home Health Care Serv Q, 2003,22(4): 43 - 63.

[255] Homer J, Hirsch G. System dynamics modeling for public health: background and opportunities[J]. Am J Public Health, 2006,96(3): 452 - 458.

[256] Horsch A, Khoshsima D. Towards modeling and simulation of integrated social and health care services for elderly[J]. Stud Health Technol Inform, 2007,129(Pt 1): 38 - 42.

[257] Ikegami N, Yamauchi K, Yamada Y. The long term care insurancelaw in Japan: impact on institutional care facilities [J]. In J Ger Psych, 2003, 18(3): 217 - 221.

[258] Jones AP, Homer JB, Murphy DL, et al. Understanding diabetes population dynamics through simulation modeling and experimentation [J]. Am J Public Health, 2006,96(3): 488 - 94.

[259] Kimey, Choe, Leenj. Effects of family care givers on the use of formal long-term care in South Korea[J]. Int Nurs Rev, 2013,60(4): 520 - 527.

[260] Kosberg JI. Family care of the elderly: social and cultural changes [M]. Sage Publications, Lnc, 1992.

[261] Lane DC, Husemann E. System dynamics mapping of acute patient flows[J]. J Oper Res Soc, 2008,59(2): 213 - 224.

[262] Lane DC, Monefeld C, Rosenhead JV. Looking in the wrong place for healthcare improvements: a system dynamics study of an accident and emergency department [J]. J Oper Res Soc, 2000(51): 518 - 531.

[263] Langanm. Welfare: needs, rights, and risks [M]. London: Routledge, 1998.

[264] Lee RC, Cooke DL, Richards M. A system analysis of a suboptimal surgical experience[J]. Patient Saf Surg, 2009,3(1): 1.

[265] Lin YC, Wang CJ, Wang JJ. Effects of agerotranscendence educational program on gerotranscendence recognition, attitude towards aging and behavioral intention towards the elderly in long-term care facilities: Aquasi-experimental study[J]. Nurse Educ Today, 2016(36): 324 - 329.

[266] Loyo HK, Batcher C, Wile K, et al. From model to action: using a system dynamics model of chronic disease risks to align community action[J]. Health Promot Pract, 2013,14(1): 53 - 61.

[267] Matsuda S, Yamamoto M. Long-term care insurance andintegrated care for the aged in Japan [J]. Int J Integrated Care, 2001(1): 15 - 22.

[268] McGilton KS, Boscart VM, Brown M, et al. Making trade offs between the reasons to leave and reasons to stay employed in long-term care homes: Perspectives of licensed nursing staff[J]. Int J Nurs Stud, 2014,51(6): 917 - 926.

[269] Meadows D. Donella Meadows Institute 1996 - 2015. Leverage points: places to

intervene in a system [EB/OL]. (1999)[2015 - 05 - 28]. www. donellameadows. org/archives/leverage-points-places-to-intervene-in-a-system.

[270] Mihaljevic SE, Howard VM. Incorporating Interprofessional Evidenced-Based Sepsis Simulation Education for Certified Nursing Assistants(CNAs) and Licensed Care Providers Within Long-term CareS ettings for Process and Quality Improvement [J]. Crit Care Nurs Q, 2016,39(1): 24 - 33.

[271] Ministry of Health, Labour and Welfare. Long-term care insurance in Japan. [EB/OL]. (2002)[2013 - 12 - 10]. http://www. mhlw. go. jp/english/topics/elderly/care/.

[272] Muiser J, Carrin G. Financing long-term care programmes in health systems [Z]. World Health Organization, 2007.

[273] Nagase F. Kaigohokenhonokaisetsu [R]. Tokyo: Hitot-subashiPress, 2001.

[274] OECD. Ageing and income: financial resources and retirement in 9 OECD countries [R]. Pairs: OECD, 2001.

[275] Park JM. Equity of access under Korean national long-term care insurance: implications for long-term care reform[J]. Int J Equity Health, 2015(14): 82.

[276] Phelps CE. Health Economics [M]. NewYork, NY: Addison-Wesley Educational Publishers Inc, 1997.

[277] Poirot C. How can institutional economics be an evolutionary science? [J]. J Econ Issues, 2007,41(1): 155 - 179.

[278] Rivlinma, Wienermj. Caring for the disabled elderly: who will pay? [M]. Washington, DC: Brookings Institution Press, 1988.

[279] Royston G, Ayesha D, Townshend J, et al. Using system dynamics to help develop and implement policies and programmes in health care in England[J]. Syst Dynam Rev, 1999,15(3).

[280] Serpas S, Brandstein K, McKennett M, et al. San Diego healthy weight collaborative: a systems approach to address childhood obesity[J]. J Health Care Poor Underserved, 2013,24(2 Suppl): 80 - 96.

[281] StephanA, MöhlerR, Renom-GuiterasA, MeyerG. Successful collaboration in dementia care from the perspectives of healthcare professionals and informal carers in Germany: results from a focus group study[J]. BMC Health Serv Res, 2015(15): 208.

[282] Tsutsui T, Muramatsu N. Care-needs certification in thelong-term care insurance system of Japan [J]. J Am Ger Soc, 2005,53(3): 522 - 527.

[283] Victorc. Old age in modern society: a textbook of social gerontology [M]. London: Routledge Kegan&Paul, 1987.

[284] Wiener JM. Anassessment of strategies for improving quality of care in nursing homes [J]. Gerontologist, 2003(43): 19 - 27.

[285] Woodhead EL, Northrop L, Edelstein B. Stress, SocialSupport, and Burnout Among Long-Term Care Nursing Staff[J]. J Appl Gerontol, 2016,35(1): 84 - 105.

[286] World Health Organization. World report on ageing and health[R]. WHO Library-

Cataloguing-in-Publication Data，2015.

［287］ Yamauchi Y. Decomposing Cost Efficiency in Regional Long-term Care Provision in Japan［J］. Glob J Health Sci，2015,8(3)：47851.

图书在版编目(CIP)数据

基于系统动力学的上海市医养整合性体系服务供需的仿真研究/王颖著. —上海:复旦大学
出版社,2020.8
ISBN 978-7-309-15260-9

I. ①基… Ⅱ. ①王… Ⅲ. ①老年人-护理-社会服务-研究-上海 Ⅳ. ①R473.59 ②D669.6

中国版本图书馆 CIP 数据核字(2020)第 149440 号

基于系统动力学的上海市医养整合性体系服务供需的仿真研究
王 颖 著
责任编辑/王 瀛

复旦大学出版社有限公司出版发行
上海市国权路 579 号 邮编:200433
网址:fupnet@fudanpress.com http://www.fudanpress.com
门市零售:86-21-65102580 团体订购:86-21-65104505
外埠邮购:86-21-65642846 出版部电话:86-21-65642845
江苏凤凰数码印务有限公司

开本 787×1092 1/16 印张 11.25 字数 196 千
2020 年 8 月第 1 版第 1 次印刷

ISBN 978-7-309-15260-9/R·1833
定价:68.00 元